谨以此书献给广大年逾花甲的老年朋友!

心理健康人长寿

周作新　张　元　梁勋厂　编著

金盾出版社

内容提要

本书就关注老年人的心理健康、老年心理健康与延年益寿的关系，以及保持和增进老年人心理健康的方法等做全面的介绍。特别指出，老年人只要保持豁达乐观的心态、积极进取的人生观，忘记自己的年龄，把每天都当作春天，热爱生命、珍惜生命，就会益寿延年。本书内容丰富，深入浅出，实用性强，对指导老年人进行自我心理调节和自我保健，不断提高自己的身心健康和生活质量，有一定的指导意义。适合于广大老年人和从事老年人事业的工作者，以及老年人的亲属阅读。

图书在版编目(CIP)数据

心理健康人长寿/周作新，张元，梁勋厂编著. — 北京：金盾出版社，2015.4

ISBN 978-7-5082-9835-1

Ⅰ.①心… Ⅱ.①周…②张…③梁… Ⅲ.①老年人-心理保健 Ⅳ.①B844.4②R161.7

中国版本图书馆 CIP 数据核字(2014)第 280236 号

金盾出版社出版、总发行

北京太平路 5 号(地铁万寿路站往南)

邮政编码:100036 电话:68214039 83219215

传真:68276683 网址:www.jdcbs.cn

封面印刷:北京精美彩色印刷有限公司

正文印刷:北京万博诚印刷有限公司

装订:北京万博诚印刷有限公司

各地新华书店经销

开本:850×1168 1/32 印张:9.5 字数:198 千字

2015 年 4 月第 1 版第 1 次印刷

印数:1～4 000 册 定价:26.00 元

前　言

2009年10月26日，在我国传统节日重阳节到来之际，国家正式启动了一项应对人口老龄化的战略研究，以积极应对持续加剧的人口老龄化危机。据统计，2012年我国老年人口数量已突破1.94亿大关，达到2.02亿，占全国总人口的14.3%。专家指出，我国在20世纪50年代“婴儿潮”时的出生人口，现在正在形成第一个老年人口增长高峰。

人的寿命应该能达到100～175岁，国人的平均寿命50年代是35岁，60年代是57岁，现在是67.9岁。而邻国日本的女性平均寿命是87.6岁，比我们整整多了20岁。这是为什么呢？一个最主要的原因就是我们不重视保健，不懂得保健知识。很多人死于无知，为此，联合国提出一个口号：“千万不要死于无知。”

《心理健康人长寿》一书指出，生物-心理-社会医学模式揭示了社会环境与生活方式对健康的重要影响，由此引发的身心疾病就是心理因素造成的健康障碍。人进入中老年期，由于生理上的老化和环境的变化，常使不少人在思想情绪、生活习惯和人际关系等各方面不能顺应这些变化，从而产生种种心理变化。步入老年，除了身体衰老之外，老年人的消极心理也是引发老年性疾病的主要因素。

现代医学科学证明，心理健康与生理健康有着密切关系，若心理不健康，就会严重影响生活质量，最终必然影响甚至损害躯体健康。大量研究表明，心理和社会因素对高血压、冠心病、癌症、脑卒中和糖尿病等老年期常见病的发生发展有重要的影响。只有心理健康才能躯体健康，其作用的主要中间环节是情绪。在面对紧张刺激时自我如何应对，如何调整自己的情绪，是防治疾病的一个重要的而又常被忽视的方面。

目前，精神心理因素致病已成为威胁老年人健康的首要问题。所以，要把学习心理保健知识、掌握心理保健手段、学会愉快地生活、树立起心理健康的新观念，作为每个老年人安度晚年健康长寿的重要条件。

本书着重介绍了1992年世界卫生组织（WHO）在加拿大维多利亚召开国际心脏健康会议上所发表的庄严的《维多利亚宣言》。会议认为，当前主要的任务是在科学论据和民众之间驾起一座健康金桥，使科学更好地为民众服务。这座健康金桥有四大基石：一是合理膳食，二是适量运动，三是戒烟戒酒，四是心理平衡。其中，心理平衡是最关键的一块，比其他三块基石都重要。这四大基石构成了健康的生活方式，它能使高血压减少55%，脑卒中减少75%，糖尿病减少50%，肿瘤减少33%，而健康生活方式可以使现代人的平均预期寿命延长10年。

世界卫生组织指出，生理、心理社会人际适应的完满状态才是健康，心理健康，生理才能健康。

本书强调指出，随着经济的发展，国民收入增加，人们对卫生保健的需求提出了更高的要求，不但要身体好，还要有良好的心理状态和社会活动能力，提高生活质量，延年益寿。

心理健康不像身体健康，而是一个很复杂的情志过程，不可以依靠药物来改变状态。老年人要保证心理健康，必须坚持经常的自我修炼、自我充实、自我提高、自我发展。老年人心理保健可以归纳为：勤于学习"智者寿"，动手又动脚"动者寿"，乐观向上"乐者寿"，常持平常心"仁者寿"，永远保持心理年轻态。

本书欣喜地告诉广大读者，世界卫生组织于 1990 年提出实现"健康老龄化"的目标。1997 年，第 15 届国际老年学大会提出"科学为健康老龄化服务"。健康老龄化其实是长寿时代共同的社会发展目标，无论是科学还是政治，是政府还是非政府，是机构还是社区，是家庭还是老人，都要为实现"健康老龄化"这一共同的目标而努力。老年人的身心健康应当受到每个家庭的关注，受到各个基层单位的关注，受到全社会的关注。

如今，中国共产党和政府正在采取积极有力的措施，完善体制，使老年人依法享受保障的权利；成立相关机构，研究老年人的生理、心理、社会伦理等状况；建立公共设施，满足老年人各种需求。充分利用乡镇、社区、离退休工作部门等有关组织，在老年人比较集中的地方，及时给老年人提供心理咨询服务，指导他们进行自我心理调节和自我保健，以达到不断提高广大老年人的生活质量和身心健康水平。通过社会推广、社区落实、全民参与的强大机制，使我国老年人的身体健康、心理健康和道德健康三方面同时向前推进。

“莫道桑榆晚，为霞尚满天”。心理健康占据老年人身体健康的重要地位，所以老年人在注重食物养生和运动养生的同时，别忘了对心理健康的关注。老年人只要保持豁达乐观的心态、积极进取的人生观，忘记自己的年龄，把每天都当作春天，热爱生命、珍爱生命，就会益寿延年。愿本书的出版，能为老年人健康事业的发展添上一砖一瓦。

作　者

目　录

第一章　关注老年人心理健康

第二章 只有心理健康才能延年益寿

第三章　老年人异常心理的心理关怀

第四章　保持和增进老年人心理健康

目　录

附　　录

第一章 关注老年人心理健康

人们不得不接受的一个现实是，中国正在跑步进入老龄化社会，中国的银发潮流正在汹涌而来。我国第一部老龄事业发展蓝皮书《中国老龄事业发展报告（2013）》于2013年2月27日在京发布。蓝皮书指出，截至2012年底，我国60岁及以上老年人口数量达到1.94亿，比上年增加891万，占总人口的14.3%。全国老龄办副主任、中国老龄科研中心主任吴玉韶在新闻发布会上介绍，随着新中国成立后新出生的人口进入老年期，我国正迎来第一个老年人口增长高峰。2013年，老年人口数量将突破2亿大关，达到2.02亿，老龄化水平将达到14.8%。

专家指出，我国20世纪50年代"婴儿潮"时的出生人口，现在正在形成第一个老年人口增长高峰。据有关资料表明，多数老年人或多或少存在着不同程度的心理问题，可以说心理问题已成为影响老年人生活质量的一个重大问题，应该引起全社会的高度关注。

一、中国进入人口老龄化的快速发展期

1999年，中国进入老龄化社会。中国社会已经是一个老龄化社会。

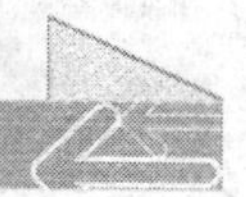

1. 中国老龄化速度快于全国总人口增长速度

2000 年 11 月底第五次人口普查，65 岁以上老年人口已达 8 811 万人，占总人口 6.96%，60 岁以上人口达 1.3 亿人，占总人口 10.2% 。按联合国人口老龄化的标准，一个国家 60 岁及以上的老年人口占人口总数的比例超过 10%，或 65 岁及以上的老年人口占总人口的比例高于 7%，这个国家或地区就进入了老年型社会或老年型国家。老龄化已成为 21 世纪不可逆转的世界性趋势，也是社会进步的表现。与 1953 年我国第一次人口普查，65 岁以上老年人口为 2 620 万人的数字相比较，47 年中增长了 2.36 倍，年均递增 2.6%，快于全国人口递增 1.6%的 1 个百分点，占总人口的比重由 4.4%提高到 7.0%，提高了 2.6 个百分点。近 10 年老龄化速度进一步加快，每年递增 3.4%，快于全国人口递增 1.1%的 2 倍多。如按 3.4%的速度推算，2002 年 65 岁以上老年人口已达 9 420 万人，占总人口 7.3%。如按 2003 中国统计年鉴中的 2002 年 1%人口抽样调查，65 岁及以上老年人口已占调查人口总数的 8.16%。按此比例推算，全国 65 岁及以上老龄人口已达 10 482 万人，比人口普查数增加 1 671 万人，年均递增 9.0% 。老龄人口的增长量和增长速度是很惊人的，80 岁以上高龄人口将以平均百万人的速度增长。

2. 我国老龄化速度快于世界老龄化速度

据联合国预测，1990 年至 2020 年世界老龄人口平均年增速度为 2.5%，同期我国老龄人口的递增速度为 3.3%；世界老龄人口占总人口的比重，从 1995 年的 6.6%上升至 2020 年的 9.3%，同期我国由 6.1%上升至 11.5%，无论是增长速度和比重，都超过了世界老龄化的速度和比重。到2020年我国65岁以上老龄人口所占比重将达到11.92%，比2000年提高4.96个百分点。全世界4个人中就有1个是中国老年人。

发达国家老龄化进程长达几十年至100多年，如法国用了115年，瑞士用了85年，英国用了80年，美国用了60年，而我国只用了18年（1981—1999年）就进入了老龄化社会，而且老龄化的速度还在加快。

二、人的寿命应该是100～175岁

现在，30～50岁的人死亡率很高。大家知道，国际上有个标准，寿命等于成熟期的5～7倍者为长寿。这么说，人的寿命应该是100～175岁。为什么都没有达到呢？最主要一个原因就是不重视保健，而且不听保健知识。这个问题在国内非常严重。国家有关部门一再强调：每个人都要重视自己的保健问题。按常理多数人是老死的，病死的是少数人。而现在，绝大多数是病死，少数是老死。这是个极其反常的现象，它说明尽快纠正对保健的态度十分必要。

最近，联合国赞扬我们的邻国日本。为什么？因为日本人的寿命是世界冠军。他们女性的平均寿命是87.6岁，我国50年代是35岁，60年代是57岁，现在是67.88岁，距离日本整整差了20岁，这是没法原谅的。日本的先进经验是以小区为单位，每一个月讲一次保健课，如果没有来听就必须补课。我国没有这样的制度，谁爱听就听，不听拉倒。在我国，如果在大街上问路人应该活多久呢？我们当中有

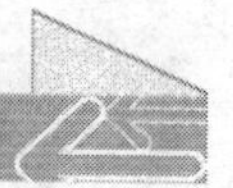

许多人会说“五六十岁就差不多了”，这说明我们的标准太低了。我们大部分人根本不懂得保健，凑合活着，这个问题很严重。如果你在医院工作，就会知道绝大部分人是病死的，很痛苦。所以，希望每个人都重视保健工作。

联合国提出个口号：“千万不要死于无知。”我们很多人就是死于无知。我国知识分子的平均年龄是 58.5 岁，甚至很多科学家都没能超过这个年龄。就按 58.5 岁这个数字，不算学前教育，小学 6 年，中学 6 年，本科 5 年，硕士 3 年，博士 3 年，博士后 3 年，都学完后生命就快到终点了，还能有多少时间为社会工作呢？地球人的平均寿命是 70 多岁，我们国家是 67.88 岁，还没有达到平均水平。但是，世界上不断有人创造长寿纪录。听说英国有个叫霍曼卡门的，已经 209 岁了，经历了 12 个王朝。有个罗马尼亚老太太，已经 104 岁，更奇怪的是她 92 岁时生了个胖娃娃。人家能活到这个岁数，我们却凑合活着，你能凑合到这个岁数吗？可惜，我们很多人很糊涂，对保健一无所知。这样，我们的工作也做不好，因为我们天天处在不健康、亚健康状态。

三、老年人的定义

老年何时开始，将根据时间、地点及社会阶层而有所不同。例如，有个研究者报告说：盖亚那（南美洲国家）的阿拉瓦克族很少活过 50 岁，男人在 30～40 岁，而女人甚至更早之前“身体除了胃部之外会萎缩，脂肪消失了，皮肤松垮难看”。在孟加拉湾的安德曼岛人很少活过 60 岁，而澳洲的阿伦塔女人被认为活到 60 岁便是幸运了。另外，北美克里克印第安人则认为活到能看到子女长出灰发，便算是好命了。

在成人发展研究中，了解与时间相关及与时间不相关的历程，而导致改变产生的年龄，是很重要的。以下4种年龄对了解成人发展是息息相关的。

【实际年龄】　指一个人从出生后就开始计算的年岁。

【生理年龄】　指因身体的改变而降低组织系统（如心脏、循环系统）的功能。生理上的老化起因于年龄增长而使再生细胞的数目减少；另一原因是一些无法再制的细胞流失了。这种类型的老化可以经由测量个体组织器官功能的好坏来决定。

【心理年龄】　指感官、知觉、适应力、动机、记忆、学习和人格的改变。因此，个体若表现智力上的积极主动或容易适应新环境，都可视为心理上的年轻。适应方式包括：记忆佳、有智能、有强烈动机、不断学习等。

【社会年龄】　指个体在不同社会结构中的角色或社会关系的改变。当人们年龄、生理及心理老化时，他们的社会角色和社会关系也会跟着改变。这种社会能力因人而异，主要受个人如何看待老化及老化过程中的经验是正向或负向的影响。

个人的老化过程是不可避免的，会随着实际年龄而增加。我们可将老化年龄层分为“年轻老人”（一般是指65～74岁），“中年老人”（一般是指75～84岁），以及“老老人”（通常是指85岁以上）。

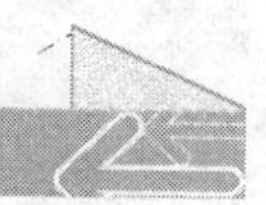

四、生物-心理-社会医学模式的产生

(一)生物医学模式存在一定缺陷

人们运用生物与医学联系的观点认识生命、健康与疾病。在关于健康与疾病的认识中,人们认为健康是宿主(人体)、环境与病因三者之间动态平衡,这种平衡被破坏便发生疾病。这种以维持动态平衡的医学观所形成的医学模式,即生物医学模式。

生物医学模式在医学史上发挥了巨大作用,为人类的健康事业发展做出了伟大贡献。但是随着社会的发展,科学技术的进步,逐渐发现它存在一定缺陷,给人们的思维活动带来一些消极影响。例如,生物医学模式只注重生物医学方面的诊治,在其结构内没有给心理的、社会的行为方面留下诊治、思维空间,这是主要缺陷。

生物医学模式已形成的思维定势难以改变。在近300年中,已经深入医务人员的思维习惯中,在医疗实践活动中,总是从人的自然属性——生物学特性上进行思考、认识健康、认识疾病、进行防治,而习惯地、不自觉地撇开心理、社会因素。

生物医学模式用静态的观点考察人体,常常不符合人体实际。常用静止不变的观点考察人体,把人体看成一部精密的"机器"。不能辩证地对待内因和外因、局部和整体、平衡和运动等关系,因而在科学实验和临床实践中遇到许多问题,出现一系列矛盾,这就促使人们突破形而上学的束缚，向着辩证思维的现代医学模式前进。生物医学模式导致医患关系疏远。生物医学模式只从生物学的角度和还原方法分析研究人，就必然把人的心理、社会因素抛弃了；关心病人，了解病人的伦理观念也淡漠了，医患关系不如从前，在某种程度上倒退了。

（二）生物医学模式需要补充和完善

1977 年，美国纽约州罗彻斯特大学精神和内科教授恩格尔(Engel)提出，应该用生物-心理-社会医学模式取代生物医学模式。他指出：生物医学模式关注导致疾病的生物化学因素，而忽视社会、心理的维度，是一个简化的、近似的观点。

生物-心理-社会医学模式产生的背景如下：

人类的疾病与死因结构发生了改变　世界各国先后出现了以心脏病、脑血管病、恶性肿瘤占据疾病谱和死因谱主要位置的变化趋势。例如，影响我国人群健康的主要疾病，也已由过去的传染病为主而逐步转变为以非传染病为主。

1991 年，世界卫生组织对全球 1 岁以上人口主要死亡原因归类调查显示：生物因素占 15%，环境因素占 17%，卫生服务因素占 8%，行为生活方式因素 占 60%。

对保护健康和防治疾病的认识深化　世界卫生组织指出，人类的健康长寿 40%取决于遗传和客观条件(包括 15%遗传、10%社会、8%医疗、7%气候条件)，60%取决于生活方式与心理行为习惯，如运动锻炼、心理放松、饮食合理、戒烟少酒等。

医学科学发展的社会化趋势　医学发展史证明，医学

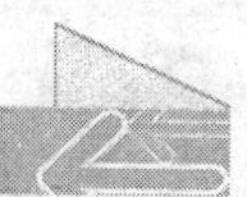

的发展与社会发展息息相关。人类保护健康和防治疾病已经不单单是个人的活动,而成为整个社会性活动。只有动员全社会的力量,保持健康、防治疾病才能奏效。

人们对卫生保健需求的提高 随着经济的发展,国民收入增加,人们对卫生保健的需求提出了更高的要求。不但要身体好,还要有良好的心理状态和社会活动能力,提高生活质量,延年益寿。

五、生物-心理-社会医学模式的意义

医学模式的核心是医学观,用它来指导我们研究医学的属性、职能、结构和发展规律。1973 年,美国的 Lafrsmboise 的健康层次理论应运而生。他认为影响健康的因素包括生物因素、环境、生活方式及卫生服务系统。贯彻预防工作必须从以下四个方面入手。同时,也对健康概念的内涵作了全新的诠释,成为指导现代医学实践的理论基础。

1. 生物因素

影响个体健康的生物因素包括自然成熟和老化、遗传因素,以及身体器官内部复杂的运动结果。站在预防医学的立场来看,生物因素是最难以用人为的方式加以控制或改变的部分,这也就是中国人常说的"体质"。人们可以或不可以做的只能是加强身体锻炼,注意身体状况的变化,接受周期性的健康检查,以及早期诊断和治疗疾病。

2. 环境因素

是指以人为主体的外部世界,包括自然环境和社会环境。

(1)自然环境:是人类赖以生存的物质基础。环境污染必然对人体健康造成危害。其危害的机制比较复杂,一般具有浓度低、效应慢、周期长、范围广、后果严重,恢复困难的特点,如与家庭和工作场所的卫生情况相关的设施,各种各样的污染、噪声与安全等。这些环境因素对健康都有不同层次的影响。目前,最受重视的是工业污染、食品安全,儿童安全和劳动卫生等。

(2)社会环境:包括政治、经济、文化、教育等诸多因素。这些因素影响到家庭的功能、人际关系、工作的压力、社交的情况等。疾病的发生和转移直接或间接地受社会环境的影响和制约。

(3)心理环境:是指个体在复杂的社会环境中生活,每天面临着不同的情景对个人的价值观念和人格气质的考验;心理是否健全,能不能承受压力,有无心理疾患等。事实上,人们熟悉的身心疾病就是心理因素造成的健康障碍,这类疾病在当代人中间有显著的增加。世界卫生组织估计:全球的抑郁症患病率为3%～5%。有13%～20%的人一生中有过抑郁体验,其中2/3的人正处于工作年龄,抑郁会影响他们的工作能力和效率。抑郁是可危及生命的疾病,严重的抑郁症病人中15%的人用自杀结束生命。

3. 生活方式

生活方式又称为健康行为,是指由于人们自身的不良行为和生活方式给个人、家庭乃至社会带来直接或间接的危害。它对人的机体具有广泛影响性、累计性和恒常性,对健康的影响是十分广泛的,如不合理饮食、吸烟、酗酒、久坐而不锻炼、性乱、吸毒等。根据美国疾病控制中心的统计发

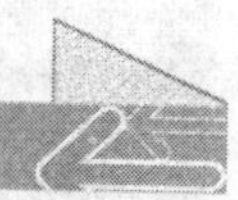

现,改变这些有害健康的偏离行为就可有效地减少罹患疾病的机会,从而大大延长预期寿命。美国经过 30 年努力,使心血管疾病死亡率下降 50%,其中 2/3 是通过改进行为和生活方式而取得的。1992 年,国际心脏保健会议提出的维多利亚保健宣言指出:健康四大基石,“合理膳食,适量运动,戒烟限酒,心理平衡”全部是针对行为和生活方式需要自我保健的建议。

4. 卫生服务系统

包括预防、治疗和康复三个系统,卫生服务的功能和布局对地区居民的健康构成直接影响,卫生服务的质量和效果也对居民的健康构成影响。通常经济发达的地区医疗卫生服务系统比较完善,而欠发达地区三级医疗保健网功能不全,居民的健康水平和期望寿命就比较低。

上述四类因素是当今社会医学最为推崇的健康模式的主要内容,它为世界卫生组织成立时制定的健康观作了正确的理论注释。它启示社会和医务界尤其要关注社会环境与生活方式对健康的重要影响,成为世界范围内进行第二次卫生革命的有力武器。

六、心理平衡是《维多利亚宣言》最重要基石

1992 年,世界卫生组织在加拿大维多利亚召开国际心脏健康会议上,发表了庄严的《维多利亚宣言》。会议认为,当前主要的任务,是在科学论据和民众之间驾起一座健康金桥,使科学更好地为民众服务。这座健康金桥有四大基石:一是合理膳食,二是适量运动,三是戒烟戒酒,四是心理平衡。

这四大基石构成了健康的生活方式，它能使高血压减少55%，脑卒中减少75%，糖尿病减少50%，肿瘤减少1/3，而健康生活方式可以使现代人的平均预期寿命延长10年。

在四大基石中，心理平衡是最关键的一条，比其他三块基石都重要。

世界卫生组织指出，生理、心理、社会人际适应的完满状态才是健康，心理健康，生理才能健康。古人说："恬淡虚无，真气从之；精神内守，病安从来。"就是这个道理。谁会自我调节，心理健康，谁就拥有一个健康的身体。

心理健康，就是我们所说的保持良好的心态，因为疾病在很大程度上受心理因素的影响。美国科学家曾经做过试验，他们给高血压患者服用了装满淀粉的胶囊，却告诉他们是降压药，结果再次检测时，许多人的血压恢复了正常，大量研究表明，心理健康的人抵抗力强，少得病，即使生病也会很快痊愈。

那么，怎样保持稳定的心态呢？三句话：正确对待自己，正确对待他人，正确对待社会。也就是说，一方面要正确对待自己，不要居功自傲，也不要妄自菲薄；另一方面是正确对待他人，正确对待社会，对他人有包容之心，对社会有感恩之心。此外，还要做到三个快乐：顺境时助人为乐，平常知足常乐，逆境时自得其乐。

"冰冻三尺，非一日之寒"，保持心理平衡需要科学理论与生活实践的长期磨炼。

哲学家说，"性格决定命运"。在我们看来，"生活方式决定健康"。只要按照科学规律生活，就能健康享受每一天，实现个人幸福、家庭幸福、社会幸福。

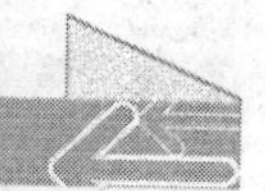

人们是不是认为“没病”就是健康呢？如今“没病”只能被视作为简单的“健康”了。世界卫生组织明确规定：“健康，不仅仅是没有疾病，而是一种在身体上、在精神上和社会适应能力上的完好状态。”可见人体健康应包括躯体和心理的健康，可用“五快、三良好”来概括。

1. 衡量躯体健康有“五快”

(1)吃得快：进食有良好的胃口，不挑剔食物，快速吃完一餐饭，说明内脏功能正常。

(2)走得快：行走自如，活动灵敏，说明精力充沛，身体状态良好。

(3)说得快：语言表达正确，说话流利，表明头脑敏捷，心肺功能正常。

(4)睡得快：有睡意，上床后能很快入睡，且内脏无病理信息干扰。

(5)便的快：一旦有便意，能很快排泄完大便，且感觉良好，说明肠胃功能良好。

2. 衡量心理健康用“三良好”

(1)良好的个性：情绪稳定，性格温和，意志坚强，感情丰富，胸怀坦荡，豁达乐观。

(2)良好的处世能力：观察问题，面对客观现实，具有较好的自控能力，能适应复杂的社会环境。

(3)良好的人际关系：助人为乐，与人为善，与他人的关系良好。

七、世界卫生组织确定的心理健康特征

健康是人类生存极为重要的内容，它对于人类的发展，社会的变革，文化的更新，生活方式的改变，有着决定性的作用。那么，一个人怎样才算健康呢？

1948年世界卫生组织明确规定：健康不仅是身体没有疾病，而且应当重视心理健康，只有身心健康、体魄健全，才是完整的健康。可见，心理健康是人的健康不可分割的重要部分。

心理健康就是指一个人的生理、心理与社会处于相互协调的和谐状态，其特征如下：

1. 智力正常

人的智力分为超常、正常和低常三个等级。正常智力水平，是人们生活、学习、工作、劳动的最基本的心理条件。

2. 情绪稳定与愉快

情绪稳定与心情愉快是心理健康的重要标志，它表明一个人的中枢神经系统处于相对的平衡状态，意味着机体功能的协调。如果一个人经常愁眉苦脸，灰心绝望，喜怒无常，则是心理不健康的表现。

3. 行为协调统一

一个心理健康的人，其行为受意识支配，思想与行为是统一协调的，并有自我控制能力。如果一个人的行为与思想相互矛盾，注意力不集中，思想混乱，行为支离破碎，做事杂乱无章，就是心理不健康的表现。

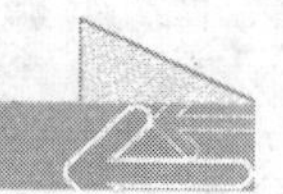

4. 良好的人际关系

人生活在社会中，就要善于与人友好相处，助人为乐，建立良好的人际关系。人的交往活动能反映人的心理健康状态，人与人之间正常友好的交往不仅是维持心理健康的必备条件，也是获得心理健康的重要方法。

5. 良好的适应能力

人生活在纷繁复杂、变化多端的大千世界里，一生中会遇到多种环境及变化。因此，一个人应当具有良好的适应能力，无论现实环境有什么样的变化，都将能够适应，这也是心理健康的标志之一。

以上是心理健康的主要特征，但是心理健康并非是超人的非凡状态。一个人的心理健康不一定在每一个方面都有表现，只要在生活实践中，能够正确认识自我，自觉控制自己，正确对待外界影响，使心理保持平衡协调，就已具备了心理健康的基本特征。

八、老年人心理健康标准

健康是指一个人在身体、精神和社会等方面都处于良好的状态。传统的健康观是“无病即健康”，现代人的健康观是整体健康，世界卫生组织提出，“健康不仅是躯体没有疾病，还要具备心理健康、社会适应良好和有道德”。因此，现代人的健康内容包括：躯体健康、心理健康、心灵健康、社会健康、智力健康、道德健康、环境健康等。健康是人的基本权利。健康是人生的第一财富。

心理健康是指一种生活适应良好的状态。个体能够适应发展着的环境，具有完善的个性特征，而且其认知、情绪反应、意志行为都处于积极状态，并能保持正常的调控能力。在生活实践中，能够正确认识自我，自觉控制自己，正确对待外界影响，从而使心理保持平衡协调，就已具备了心理健康的基本特征。

心理健康包括两层含义：一是无心理疾病，这是心理健康的最基本条件；二是具有一种积极发展的心理状态，即能够维持自己的心理健康，主动减少问题行为和解决心理困扰。

国内外尚没有统一的老年人心理健康的标准。以下几项可作参考。

1. 国内学者的标准

我国著名的老年心理学专家许淑莲教授把老年人心理健康的标准概括为5条。

(1)热爱生活和工作。

(2)心情舒畅，精神愉快。

(3)情绪稳定，适应能力强。

(4)性格开朗，通情达理。

(5)人际关系适应强。

2. 国外学者的标准

良好的心理素质有益于增强体质，提高抗病能力。老年人怎样的心理状态才算是健康呢？美国心理学家马斯洛和米特尔曼提出的心理健康的10条标准被认为是“最经典的标准”。

(1)充分的安全感：安全感需要多层次的环境条件，如社会环境、自然环境、工作环境、家庭环境等，其中家庭环境

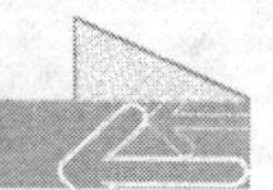

对安全感的影响最为重要。家是躲避风浪的港湾，有了家才会有安全感。

(2)充分地了解自己：就是指能够客观分析自己的能力，并做出恰如其分的判断。能否对自己的能力做出客观正确的判断，对自身的情绪有很大的影响。

(3)生活目标切合实际：要根据自己的经济能力、家庭条件及相应的社会环境来制定生活目标。生活目标的制定既要符合实际，还要留有余地，不要超出自己及家庭经济能力的范围。道家的创始人老子曰："乐莫大于无忧，富莫大于知足。"

(4)与外界环境保持接触：这样一方面可以丰富自己的精神生活，另一方面可以及时调整自己的行为，以便更好地适应环境。与外界环境保持接触包括三个方面，即与自然、社会和人的接触。老年人退休在家，有着过多的空闲时间，常常产生抑郁或焦虑情绪。

如今的老年活动中心、老年文化活动站及老年大学为老年人与外界环境接触提供了条件。

(5)保持个性的完整与和谐：个性中的能力、兴趣、性格与气质等各个心理特征必须和谐而统一，生活中才能体验出幸福感和满足感。例如，一个人的能力很强，但对其所从事的工作无兴趣，也不适合他的性格，所以他未必能够体验成功感和满足感。相反，如果他对自己的工作感兴趣，但能力很差，力不从心，也会感到很烦恼。

(6)具有一定的学习能力：在现代社会中，为了适应新的生活方式，就必须不断学习。例如，不学习计算机就体会不到上网的乐趣；不学健康新观念就会使生活仍停留在吃饱穿暖的水平上。学习可以锻炼老年人的记忆和思维能力,对于预防脑功能减退和老年痴呆有益。

(7)保持良好的人际关系:人际关系的形成包括认知、情感、行为三个方面的心理因素。情感方面的联系是人际关系的主要特征。在人际关系中,有正性积极的关系,也有负性消极的关系,而人际关系的协调与否,对人的心理健康有很大的影响。

(8)能适度地表达与控制自己的情绪:对不愉快的情绪必须给予释放或称为宣泄,但不能发泄过分,否则既影响自己的生活,又加剧了人际矛盾。另外,客观事物不是决定情绪的主要因素,情绪是通过人们对事物的评价而产生的,不同的评价结果可引起不同的情绪反应。例如,有一位老太太,大儿子是晒盐的,小儿子是卖伞的。老太太总是发愁,阴天她为大儿子担心,晴天为小儿子担心。一位心理医生对老太太说:"您真有福气,晴天您的大儿子赚钱,雨天您的小儿子赚钱。"老太太一想很有道理,便高兴起来。

(9)有限度地发挥自己的才能与兴趣爱好:一个人的才能与兴趣爱好应该对自己有利,对家庭有利,对社会有利。否则,只顾发挥自己的才能和兴趣,而损害了他人或团体的利益,就会引起人际纠纷,而增添不必要的烦恼。

(10)在不违背社会道德规范的情况下,个人的基本需要应得到一定程度的满足:当个人的需求能够得到满足时,就会产生愉快感和幸福感。但人的需求往往是无止境的,在法律与道德的规范下,满足个人适当的需求为最佳的选择。

3. 我国老年人心理健康界定的标准

综合国内外心理学专家对老年人心理健康标准的研

究，结合我国老年人的实际情况，我国老年人心理健康的标准可从以下五个方面进行界定。

(1)认知正常：认知正常是人正常生活的最基本心理条件，是心理健康的首要标准。老年人认知正常体现在：感觉、知觉正常，判断事物基本准确，不发生错觉；记忆清晰，不发生大的遗忘；思路清楚，不出现逻辑混乱；在平时生活中，有比较丰富的想象力，并善于用想象力为自己设计一个愉快的奋斗目标；具有一般的生活能力。

(2)情绪健康：情绪是人对客观事物的态度体验，是人的需要得到满足与否的反应。愉快而稳定的情绪是情绪健康的重要标志。能否对自己的能力做出客观正确的判断，能否正确评价客观事物，对自身的情绪有很大的影响。如过高地估计自己的能力，勉强去做超过自己能力的事情，常常会得不到想象中的预期结果，而使自己的精神遭受失败的打击；过低地估计自己的能力，自我评价过低，缺乏自信心，常常会产生抑郁情绪；只看到事物的消极面也会产生不愉快甚至抑郁情绪。心理健康的老年人能经常保持愉快、乐观、开朗而又稳定的情绪，并能适度宣泄不愉快的情绪，通过正确评价自身及客观事物而较快稳定情绪。

(3)关系融洽：人际关系的融洽与否，对人的心理健康影响较大。融洽和谐的人际关系表现为：乐于与人交往，能与家人保持情感上的融洽并得到家人发自内心的理解和尊重，又有知己的朋友；在交往中保持独立而完整的人格，有自知之明，不卑不亢；能客观评价他人，取人之长补己之短，宽以待人，友好相处；既乐于帮助他人，也乐于接受他人的帮助。

(4)环境适应:老年人能与外界环境保持接触,虽退休在家,却不脱离社会。通过与他人的接触交流、电视广播网络等媒体了解社会变革信息,并能坚持学习,从而锻炼记忆和思维能力,丰富精神生活;正确认识社会现状,及时调整自己的行为,使心理行为能顺应社会改革的进步趋势,更好地适应环境,适应新的生活方式。

(5)行为正常:能坚持正常的生活、工作、学习、娱乐等活动,其一切行为符合自己年龄特征及在各种场合的身份和角色。

九、老年人生理和心理的变化

光阴荏苒,岁月更迭,人们不知不觉地出现两鬓斑白,皮肤和前额皱纹加深,自己已进入中老年期了。生理上的老化和环境的变化,常使不少人在思想情绪、生活习惯和人际关系等各方面不能顺利地适应这些变化,从而产生种种心理变化。

(一)生理变化

当人步入老年期后,身体各器官、系统就逐渐发生器质性和功能性的变化,生理功能逐渐衰退。

首先表现在大脑的衰老上。人到了老年,大脑细胞减少,脑组织萎缩,脑重量减轻,脑血量比年轻时减少 20%。脑细胞发生生理变化,新陈代谢缓慢,对人体活动的调节能力明显下降,出现精神衰退。

心脏渐衰弱,射血能力降低,血管弹性降低,硬度增加,

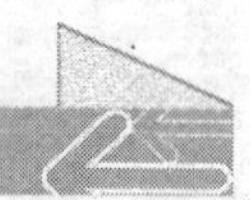

血压亦随之增高。肺泡弹性与功能减退;肺通气量与肺活量减少。肾功能下降(滤过率、肾血流量、肾小管重吸收等)。生殖器开始退化,性功能逐渐减退。

肌肉逐渐萎缩,大肌肉力量减弱,60 岁时的肌肉力量仅为 20 岁时的 1/2;筋肉紧张度高,不柔软,关节不灵活,平衡功能紊乱,行走不自如;由于骨中钙质丧失多,骨质疏松,脆性增大,即使是轻微外伤也极易骨折。

颜面及颈部之皮肤出现皱纹,皮肤变色、变薄、松弛、粗糙、落屑,失去以往的光泽,有的出现老年斑,眼睑松弛,头发斑白或全白、稀疏、脱落,牙齿松动或脱落。视力下降,听力下降,嗅觉功能下降,手脚不灵活,动作迟缓,行动不便;食欲减退、消化功能差,容易腹泻或便秘。代谢水平下降、免疫功能低下等。

(二)心理变化

老年人随着年龄增长,心理功能也发生相应变化。特别是老年人的工作、生活等方面发生了新的变化后,就更强化了老年人的心理特点。老年人的心理变化是指心理能力和心理特征的改变,包括感知觉、智力和人格特征等。老年人的心理变化主要表现在以下七方面。

1. 认知功能变化

老年人神经系统尤其是大脑的退化和功能障碍,首先引起感觉和知觉能力逐渐衰退。在视觉方面,随着年龄增长,瞳孔逐渐变小,晶状体透明度降低,囊膜增厚,出现了视力减退,老眼昏花的状态。

在听觉方面,由于听力下降,他们对高频声音辨别不清，对快而结构复杂的语句分辨不清。在味觉、嗅觉方面，由于舌头表面变得光滑，味蕾数目明显减少，嗅觉细胞更新变慢，因此味觉和嗅觉灵敏度显著降低。

由于神经系统的衰老，老年人的痛觉比较迟钝，耐寒能力较差，所以比年轻人怕冷。

记忆力也越来越差，由于注意分配不足，对于信息的编码精细程度及深度均下降，老年人的记忆易出现干扰或抑制。记忆力常有减退，以近时记忆较明显，“近记忆”衰退即对瞬时记忆和短时记忆衰退。平时常见到一些老年人，如把老花眼镜架在额前而还在到处寻找自己的眼镜；或一转身就把刚放在桌子上的一串钥匙忘了；昨天吃的什么菜，做过什么事，几天前有谁来看望过自己都会想不起来，甚至刚才说过什么话，也可以忘得一干二净。当老年人面前出现一位久别的老友或是陌生人时，常需审视良久，才能反应过来；有时见到熟人一下子想不起名字。这些现象都是“近记忆”减退的结果。反之，对很久以前的事，特别对留下深刻印象或饶有兴趣的事，还可以记得很清楚，历历在目，如数家珍。过去已数十年的事，如什么时候结婚，什么情况下参军和入党，都还记得一清二楚。此外，对不熟悉、需“强记”的内容，如电话号、邮政编码和门牌楼层等不容易记住，而与生活有关或有逻辑联系的事情则记忆较好。

2. 学习困难

同记忆有密切关系的学习，一部分老年人也会出现学习困难。如果学习内容循序渐进，速度适中或较慢，老年人的学习成绩会好些；如果节奏紧张，进度很快，学习成绩就差些，甚至无法适应或不能继续学习。如果学习的内容和

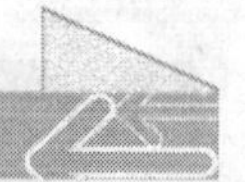

事例与老年人的生活经验相关，则较易理解和记住，学习成绩同年轻人比毫无逊色；若学习内容对老人来说较新颖或陌生，会使老年人不易适应，感觉奇特而茫然，学习成绩比年轻人就差得多。如果新观点、新思维与老年人过去的看法有矛盾，甚至完全对立，老年人则很难接受。因此，一般老年人对新鲜事物认识和理解较慢。

此外，自己也感精力和脑力不足，概念学习、解决问题等思维能力有所衰退，对空间概念和抽象理解、分析和概括能力都减退，计算能力也会缓慢迟钝，容易出错，新的知识难以吸收。但思维的广阔性、深刻性等却由于老年人的知识经验比较丰富，而往往比青少年强，因此老年人思维的成分和特性十分复杂。

3. 智力变化

美国心理学家雷蒙德·卡特尔把智力的构成区分为流体智力和晶体智力两大类。①流体智力。是随神经系统的成熟而提高的，如知觉速度，机械记忆，识别图形关系等不受教育与文化影响。②晶体智力。通过掌握社会文化经验而获得的智力，如词汇概念，言语理解，一般常识等记忆储存信息能力，一直保持相对稳定。而流体智力呈缓慢下降的趋势。流体智力和晶体智力理论提出，要区别对待智力结构的不同成分，因为老年化过程中智力减退并不是全面性的，他们在实际生活中解决各种复杂问题的效果仍处于很高的水平，甚至在不少方面超过中青年人。这是由于现实生活中解决问题所需要的往往不是单一的智力成分，而是包含社会经验等非智力因素的综合分析及敏锐判断。一系列研究发现，老年人的智力还具有很大的可塑性。研究表明，老年期智力与多方面因素相关,包括生理健康、文化和社会等方面因素。因此,坚持用脑有利于在老年期保持较好的智力水平和社会功能,而且活动锻炼对智力也有明显的促进作用。

4. 动机与需要变化

根据马斯洛的需要层次学说,人有生理、安全、爱与归属、尊重及自我实现5个层次的需要,而老年期各种层次的需要又有其独特的内涵。老年人的安全需要表现为主要对生活保障与安宁的要求,他们普遍对养老保障、患病就医、社会治安,以及合法权益受侵等问题表示极大的关注。另外,老年人希望从家庭和社会获得更多精神上的关怀,并且仍有很强的参与社会活动、融入各种团体的要求,以满足其爱与归属的需要。

尽管老年人的社会角色与社会地位有所改变,但他们对于尊重的需要并未减退,要求社会能承认他们的价值,维护他们的尊严,尊重他们的人格,在家庭生活中也要具有一定的自主权,过自信、自主、自立的养老生活。为使自己的价值在生活中得到充分体现,老年期还有一定程度自我实现的需要。

5. 情感变化

在严格区分年龄因素及家庭生活环境因素之后,研究表明,老年人的情感活动与中青年人相比,本质特点是相同的,仅在关切自身健康状况方面的情绪活动强于青中年。也就是说,孤独、悲伤、忧郁等负性情绪,并不是年老过程必然伴随的情感变化。但不可否认的是,老年期是负性生活事件的多发阶段,随着生理功能的逐渐老化、各种疾病的出现、社会角色与地位的改变、社会交往的减少,以及丧偶、子

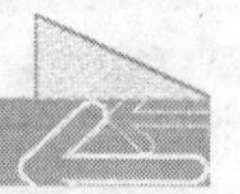

女离家、好友病故等负性生活事件的冲击，老年人经常会产生消极的情绪体验和反应，如失落感、孤独感、恐惧感和抑郁等。例如，有些老人情绪不稳定，变得多疑善感，容易激动，可为小事而大发脾气，对周围事物总感到看不惯，不称心；有的还固执己见，自以为是，倚老卖老；有的变得郁郁寡欢，苦闷压抑，情绪低落，或是显得淡漠无情，凡事无动于衷。

有些老人对病痛关心过度，常把注意力集中在身体的某些不适上，担心患了不治之症，即使检查结果正常，也不放心，神经过敏，焦虑多疑。由疑病而恐病，由恐病而惧死。忧心忡忡，惶惶不可终日。

6. 个性变化

在年老过程中，人格仍保持较高的稳定性和连续性，改变相对较小，而且主要表现为开放经验与外向人格特质的降低。相对来说，个性的变化受出生时代的影响及社会文化因素的影响更大一些。例如，许多老人被认为是个性保守、古板、顽固，这虽然与老年人接受新观念、新事物的速度减缓有一定联系。但究其根本原因，是由于时代与社会的飞速发展，引起了知识结构与观念的迅速更新造成的。

一些人在人格上有显著改变，性格变得怪僻，如有的老年人不愿与外界联系，待在家里，与世隔绝；格外啰唆唠叨，说话多遍重复，过于小心谨慎，唯恐出现差错；有些变得不修边幅，生活懒散，不注意个人卫生；也有的变得幼稚小气，喜欢与孩子在一起，贪吃零食，容易生气、赌气；还有的变得自私、贪婪，好占小便宜。当然，正常老年人的这些改变有一定范围，但若过分突出，尤其与一般同龄老年人相比已有明显不同，则要考虑其是否可能已患有老年性精神疾病。

7. 人际关系变化

(1)与子女的关系:由于时代的因素,两代人对社会价值观念、伦理道德观念及生活方式诸方面的看法不一致,彼此之间又缺乏了解和理解。尤其是子女成家后,与老人分开住。许多老年人认为,子女来看望他们总是来去匆匆,吃完饭就走,觉得很麻烦;而子女不来看望他们,又认为不孝顺。这种矛盾的心理,往往导致抱怨、争吵、指责。

(2)与配偶的关系:俗话说得好,“年轻夫妻老来伴”,老年夫妇都健在,在生活上可以相依为命,互相照应体贴;如果夫妻感情不和,则对老年人的危害更大。有些老年夫妻年轻时没有感情基础,由于家庭、社会的压力,抚养子女的义务等因素,使他们凑合在一起过日子。等子女成家后,各种矛盾逐渐暴露,导致他们互相产生厌恶之情。有些分开各自随子女生活,由于子女工作忙或所谓“代沟”的原因,使老年人没有倾诉对象,更增加了心理上的压抑感。另外,丧偶使老年人对未来丧失信心而陷入空虚孤独、抑郁之中。

(3)与同事的关系:交往是人的社会属性赖以发生和发展的必要条件,是人的精神属性得以健康的支柱。老年人退休后,离开了工作单位,与同事之间的交流突然中断。交往被剥夺,可以使老年人社会化水平下降。他们有时回顾自己走过的人生路程,如果没有遗憾,就能认可,接受个人生命的价值。反之,总记挂着曾经做过的错事或生活中不成功的事件,则会感到失落,被别人轻视,以至于绝望。

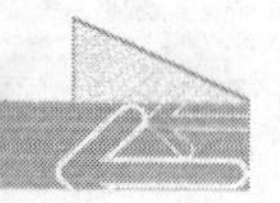

十、影响老年人心理变化的因素

老年期是人生历程中的最后一个转折期。这一时期，不但机体衰老加快，疾病增多，面临着死亡的考验和挑战，而且，老年人的职业状况、家庭结构、婚姻形态、经济境遇等方面都在发生变化。这些变化对老年人的感觉、知觉、记忆、智力、情绪、情感、性格、兴趣等不同层次的心理都将产生影响。

（一）身体衰老

最先、最直接引发老年人心理变化的因素是身体衰老。虽然每个人衰老的速度不同，但衰老始终是在不可避免地发生着的，而死亡则是衰老的最终结果。生理的衰老和死亡的逼近对老年人的心理影响是转折性的和持久性的，也是带有冲击性的。

1. 感官的老化

老年人感觉器官的退化首先对老年人心理的影响，使老年人不由自主地产生衰老感。进入老年期后，感觉器官开始老化，视力和听力逐渐减退，视野变得模糊，“耳背眼花”成为显著特征，其他感觉如触觉、嗅觉、味觉也在发生退行性变化，老年人对冷热温度和味道的反应变得迟钝。感官的老化使老年人对外界和体内刺激的接收和反应大大减弱，对老年人的心理将产生消极和负面的影响，表现在：一是老年人对生活的兴趣和欲望降低，常感到生活索然无味；二是老年人反应迟钝，感觉不敏锐，由此导致闭目塞听、孤陋寡闻；三是社交活动减少，老人常感到孤独和寂寞。

2. 疾病的增加

各种老年疾病缠身也是机体老化对老年人心理影响的具体体现。随着老年人的心脑血管、呼吸、神经、运动、消化、内分泌等系统的生理功能全面衰退，老年人对环境的适应能力和对疾病的抵抗力量在下降，疾病易发生。据统计，65 岁以上老人，大约 1/4 的人经常患病。即使没有生病，也会因为器官和功能的老化而感觉四肢酸软、身体疲惫或其他不适，这给老人生活带来了极大的不便，老人们深感苦恼和焦虑。而老年人常患的冠心病、高血压、糖尿病及各种癌症等疾病，则使他们感到恐惧、悲伤、绝望，甚至产生轻生的念头。

3. 死亡的威胁

老年人心理障碍出现，与死亡的危险和挑战有着密切的关系。尽管社会的进步和医学卫生条件的提高使人类的平均寿命持续延长，然而死亡仍然是不可避免的，是人生的最终归宿。老年期是我们人生的最后一站，特别是身体的日渐衰退和疾病的不断缠身，使老年人与死亡显得特别的接近。面对死亡，有些人从容，有些人安详，但大多数老人会表现出害怕、恐惧和悲观的情绪反应。死亡恐惧症就是一种常见的老年人的心理障碍。

(二)社会因素

老年人晚年生活从老人离退休的那一天就已经开始了。离退休是老年人职业生涯的结束标志，他们的生活范围退回到家庭之中，其实质是一种社会角色的转变，而家庭

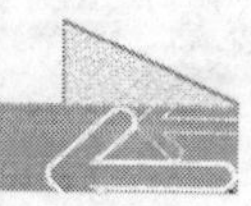

中的经济状况、人际关系的变迁、老年人的婚姻状况、社会环境等社会因素对于老年人的心理状态也会产生重要的影响。

1. 老年人社会角色的转变

老年期是人生的最后一个重要转折期，其中最突出的特点是离退休使老年人长期以来形成的主导活动和社会角色发生转变，由此引发老年人的心理波动和变化。离退休引起的老年人社会角色的改变体现在以下两个方面。

(1)从忙碌职业角色转变为闲暇的家庭角色：老年人离退休后，离开了原有的工作岗位和社会生活，即从职业角色转入闲暇角色，这种角色转换对老年人的生活和心理是一次很大的冲击。其一，工作是生活的主要收入来源，离退休首先意味着老年人经济收入的减少；其二，职业历程是人们获得满足感、充实感和成就感的重要形式，是实现自我价值的重要途径，而老年人正在丧失这一体验。其三，离退休还打破了老年人在工作时养成的特定的生活方式和生活习惯，常使老人茫然不知所措。例如，一位在退休前受人尊敬、前呼后拥的高层领导，突然变成了一个每天上街买菜、回家做饭、照顾儿孙的老大爷，这在心理上的确很难转过弯来。

(2)从主体角色转变为配角：老年人退休前，有自己的工作、人际关系和稳定的经济收入，子女在很多方面特别是经济方面依赖于父母，这使老年人在社会上有被认可、被尊重的荣誉感和成就感，在家庭中则有一家之主的权威感。退休后，工作带来的成就感消失，老年人的社会价值下降，从社会财富的创造者转变为社会财富的享受者；同时经济收入的骤减，使老年人从过去被子女依赖转向依赖于子女，在家庭中原有的主体角色和权威感也随之丧失，失落感、自卑感也由此产生。

2. 老年人的家庭状况

离退休之后，老年人的生活范围退居到家庭之中，家庭成为老年人的主要活动场所和精神寄托。因此，家庭环境的好坏对老年人的心理将产生重要的影响。这里的家庭环境包括家庭结构、家庭经济状况、家庭成员间的人际关系等方面。

(1)家庭结构的核心化：随着社会经济的发展，人们的生活方式和价值观念，特别是家庭观念和生育观念有了较大的变化，家庭结构也随之发生日益明显的变化，即从联合家庭逐渐过渡为核心家庭。家庭规模逐渐缩小，许多年轻人成家后自立门户，不再与老人居住在一起。家庭日趋小型化是现代家庭的共同特点。家庭的分化对老年人的生活和心理会产生一定的影响，子女与老人的分居不仅使老年人的日常生活难以得到子女时时无微不至的照顾和关心，对于老年人传统的家庭观念也有较大的冲击，更重要的是老年人期望的是热闹的家庭氛围，这种分居难免使老年人感到寂寞孤独，倍尝思念儿孙之苦。

(2)家庭经济状况：家庭经济收入不仅关系到人们衣食住行等基本生活能否得到满足和保障，还直接或间接影响人们对生活、对人生的评价和看法，影响着人们的心理状况。对于老午人来说，如果经济环境比较宽松，有足够的退休金养老，这样一来，不仅基本的物质生活得以保障，而且老年人由于能够自立，自己养活自己，对于子女和外界的经

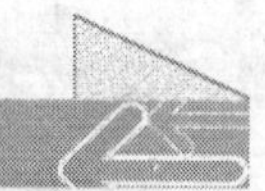

济依赖减轻，因此往往显得自信心十足，自尊心较强，无用感较弱。相反，如果经济方面比较拮据的话，老年人可能会为生计发愁，容易产生焦虑不安的情绪。特别是一些老人百病缠身，又无钱治疗，处境就更为艰难了。这种情形，老年人时常需要子女或亲友的接济，依赖性较强，这会使老人深感自己无用，觉得自己是累赘，形成自卑感。

(3)家庭内部人际关系：这里的人际关系主要指的是老年人与子女晚辈间的关系（至于老年人的夫妻关系将在下面的老年人婚姻状况中介绍）。尊重和爱是老年人的两种重要的心理需要，在老年人与子女晚辈的交往中可以获得。如果家庭中人际关系和谐，气氛融洽，儿孙们能够对老年人表示出充分的尊重，孝顺他们，并给予无微不至的关心和照顾，嘘寒问暖，老年人就能因此获得较大的心理满足。

但是，代沟问题往往会导致家庭内部的人际关系矛盾。代沟存在着价值观念、思想感情、心理状态、生活习惯等方面的差异。由于老年人的生活经历、成长背景、教育环境等与中青年人有较大差别，代沟的出现不可避免，小到生活中的服饰、饮食、娱乐，大到职业选择、为人处世、工作态度、家庭观念，二者的看法都可能有很大分歧。代沟会引发亲子矛盾，从而对老年人的心理产生不良影响。例如，婆媳关系在中国就是一个典型的"老大难"问题，在有些婆婆的潜意识里总认为是媳妇夺去了儿子对自己的爱，将媳妇视为"情敌"，对媳妇总是唠叨啰唆，甚至横挑鼻子竖挑眼。

3. 老年人的婚姻状况

婚姻对于每个人的生理和心理影响都是非常大的，因为婚姻本身不仅是繁衍后代，满足人的性欲的需要，更重要的是可以满足人的心理需要。美满的婚姻、和谐的夫妻关系令人幸福、快乐，产生安全感和归属感，而不幸的婚姻则让人悲伤和痛苦，再加上外界对婚姻的评价，也会影响人的心理状态。

离婚、丧偶和再婚是老年人遇到的主要婚姻问题。

(1)离婚：一般来说，对于要求离婚的一方离婚后往往感到轻松和如释重负，而被迫离婚的一方则有痛苦和被抛弃的感觉，但是双方老人都将面对孤独和再婚的困扰。

(2)丧偶：这对老年人心理的影响是严重和剧烈的，有研究表明，老年丧偶者在配偶去世后头6个月的死亡率比平均死亡率高40%。丧偶后，老年人的心理变化复杂，悲伤感和孤独感最为典型。许多老人以泪洗面，悲痛欲绝，还会出现不思茶饭、抑郁、疲乏，甚至因过度悲伤而患病；时间一长，就会倍感寂寞孤独，觉得被世界遗忘和抛弃。

(3)再婚：部分离婚和丧偶的老人会有再婚的念头，而再婚后也会遇到很多问题。例如，如何适应对方的生活习惯、如何面对双方的子女等，这些对老年人的心理会产生困扰。

当然，除了婚姻本身之外，社会外界对老年人婚姻，特别是对离婚和再婚的评价和看法也会很大程度上影响老年人的心理，无形中增加了老年人的心理负担。比如，对于老人再婚，社会本应该给予充分的支持和理解，但总有老人的子女或周围的人认为这是“不安分”而横加阻拦，甚至有些子女因为财产继承问题而竭力反对父母再婚。

4. 社会环境因素

除了老年人自身和家庭因素以外，社会环境对老年人的心理状态也会产生一定程度的影响。营造一个有利于老

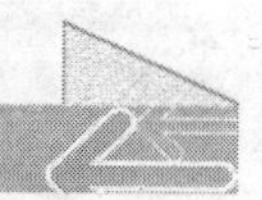

年人健康、愉快生活的社会环境，是社会不可推卸的责任，也是衡量该社会文明和发达程度的重要标志。

(1)社会风气：尊老爱老是中国人的传统美德，尤其是现在我国已步入老龄化社会，老年人口与日俱增，整个社会都应该关注、爱护、尊重老年人，形成良好的社会风气，这有利于老年人积极心理的形成。例如，在公共汽车上为老人让座，在银行优先为老人提供服务，热心照顾孤寡老人等。

(2)社会福利状况：家庭养老是我国目前最主要的养老形式，但是随着社会的发展及家庭养老弊端的不断涌现，社会养老今后将成为趋势。通过国家和社会向老年人提供具有优惠性质的生活、医疗、保健、娱乐、教育等服务，实现老有所养、老有所医、老有所为、老有所乐、老有所学。

良好的社会福利无疑为老年人幸福安度晚年创造了条件，对老年人的心理也将产生积极影响。但由于传统观念的影响，许多老年人对一些社会福利机构还存在不少偏见，这对老年人的心理也会带来不良的影响。例如，养老院一直被看作是孤寡老人院，是没儿没女、没有亲情和温暖的老人残度余生的地方。因此，一些老人非常不愿意去养老院生活，怕被人耻笑和瞧不起，而子女送老人进养老院也被认为是“不孝”的行为而遭到道德的谴责，老年人决定是否去养老院往往要经过几番激烈的思想斗争。

人的心理受多种因素的影响。随着科学技术的发展和进步，人类抵御自然灾害的能力不断增强，自然环境对人的心理的影响就相对减少。而诸如衰老、疾病、遗传等生理因素，以及社会变迁、工作变动、职位升降、婚恋状况、家庭关系、经济收入等社会因素对人的心理的影响却越来越大，已经成为影响人的心理的主要因素。

(三)老年人的心理冲突矛盾

当今社会,老年人的心理冲突矛盾造成了老年人心理问题。

1. 角色转变与社会适应的矛盾

这是老年人退休后带来的矛盾。退休、离休虽然是一种正常的角色变迁,但不同职业群体的人对离退休的心理感受是大不一样的。工人退休前后的心理感受变化不大。他们退休后摆脱了沉重的体力劳动,有更充裕的时间料理家务、消遣娱乐和结交朋友,并且有足够的退休金和公费医疗,所以内心比较满足,情绪较为稳定,社会适应良好。但离退休干部的情况就大不相同了,这些老干部在离退休之前有较高的社会地位和广泛的社会联系,其生活的重心是机关和事业,退休、离休以后,生活的重心变成了家庭琐事,广泛的社会联系骤然减少,这使他们感到很不习惯、很不适应。

2. 老有所为与身心衰老的矛盾

很多年高志不减的老年人,身心健康状况并不理想。他们或者机体衰老严重,或者身患多种疾病,有的在感知、记忆、思维等心理能力的衰退方面也非常明显。这样,就使得这些老年人在志向与衰老之间形成了矛盾,有的人还为此而陷入深深的苦恼和焦虑之中。

3. 老有所养与经济保障不充分的矛盾

根据国外的一些研究,缺乏独立的经济来源或可靠的经济保障,是老年人心理困扰的重要原因。一般来说,由于缺乏经济收入,社会地位不高,因而使得这类老年人容易产

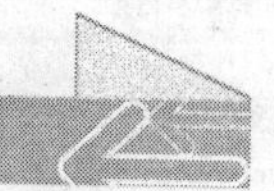

生自卑心理。他们的性情也比较郁闷,处事小心,易于伤感。老有所养与经济保障不充分的矛盾,既是社会矛盾,也是社会心理矛盾。

4. 安度晚年与意外刺激的矛盾

老年人都希望平平安安,幸福美满地度过晚年,而且大多数老年人都希望长寿,但这种美好愿望与实际生活中的意外打击、重大刺激往往形成强烈的对比和深刻的矛盾。老人往往会面临丧偶之痛,夫妻争吵、亲友亡故、婆媳不和、突患重病等意外刺激,对老年人的心灵打击也十分严重。

十一、老年人凸显出心理老化趋势

所谓心理老化,是指一个人的认识、情感、意志及个性质量与其年龄阶段特征相比,整体反应水平下降,心理功能明显退化和衰老。心理老化是一个人精神上"未老先衰"的一种表现,是一种心理病态。

(一)老年人心理老化的原因

心理衰老与躯体衰老是不平行的。因为人的心理衰老除与大脑有密切关系外,还与以下主要因素有关。

1. 生理因素

人到60岁以后,会引起一系列生理和心理上的退行性变化,体力和记忆力都会逐步下降。这种正常的衰老变化使老年人难免有"力不从心"的感受,并且带来一些身体不适和痛苦。尤其是高龄老人,甚至担心"死亡将至"而胡乱求医用药。在衰老的基础上若再加上疾病,有些老年人就会产生忧愁、烦恼、恐惧心理。

人到老年大脑和其他生理功能开始退化。如果此时能有效延缓大脑衰老，这对于人的心理健康无疑是一个良好的基础。如果大脑衰老过快或者个人不能很好地调适自己，有可能导致心理上失常。

2. 精神因素

老人退休后，由于社会地位的改变，可使一些老年人发生种种心理上的变化，如孤独感、自卑、抑郁、烦躁、消极等，这些心理因素均会促使身体老化。会面临各种无法回避的变故，如老伴、老友去世，身体衰老，健康每况愈下等。精神创伤对老年人的生活质量、健康水平和疾病的疗效有重要的影响，有些老年人因此陷入痛苦和悲伤之中不能自拔，久而久之必将有损健康。

3. 环境因素

最多见的是周围环境的突然变化，以及社会和家庭人际关系的影响，老年人对此往往不易适应，从而加速了衰老过程。人的心理健康与否，与环境有直接的关系。如果生活在一个良好和谐的环境里，人的心理健康就有一个外部的良好环境。如果生活在一个经常受到恶性刺激的环境里，有可能产生不良心理，甚至心理变态。

最多见的是周围环境的突然变化，以及社会和家庭人际关系的影响，老年人对此往往不适应而加速了衰老过程，如离退休后，老年人主要活动场所由工作环境转为家庭。家庭成员之间的关系，对老年人影响很大，如子女对老人的态度，代沟产生的矛盾等，对老年人的心理也都会产生影响。

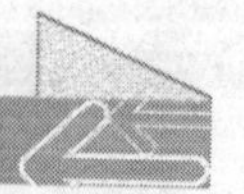

4. 生活因素

参加有意义的活动，良好的生活习惯有益于人的心理健康，若参与一些不良活动，如赌博、酗酒等就会损害人的心理健康。

5. 文化因素

一个人有较高的文化素养，他会对人生有一个正确态度，能正确处理人生道路上遇到的一切挫折和不幸，而不会因意外情况的产生而导致心理失常。

因此，心理衰老和躯体衰老并不是同时发生的，而且心理衰老与躯体衰老的速度也不同。一般情况下，老人躯体衰老的速度较快，而心理衰老速度较慢。老人躯体衰老外观上的变化（如白发、皮肤上的皱纹和老年斑等）是比较明显的，而心理衰老在外观上的变化，比较躯体衰老则相对不明显。

（二）老年人心理老化的表现

一是思维活动变得缓慢，记忆力下降，理解能力下降，接受新事物和适应新环境的能力减弱，学习和创造性思考能力减弱。

二是有的人在性格方面甚至也发生了改变，变得兴趣范围狭窄，以自我为中心，主动性不足，不愿改变现状，固执己见，情感平常；有的还表现为行为缓慢，动作笨拙而不协调等。

三是自卑往往沉默寡言、性格孤僻、胆小怕事、不爱交际，缺乏生活热情，更无创造力和事业心可言；生活简单随便，常有等死念头。

四是多疑固执刻板、因循守旧、疑虑缠身，常以许多莫须有的清规戒律来自我约束。有的则突出表现为恐惧，怕有飞来横祸殃及自身，尤其对自己的疾病所忧更甚，常将普通疾病疑为癌症等。

五是敏感心胸狭隘，嫉妒心重。他们常因为一些小事而与人争吵不休，或因自己看不惯的人和事而耿耿于怀。唯我独尊是其特性。

不过，上述心理衰老的变化速度是很缓慢的，而且各人不一样。有的人虽到了高龄，但记忆力还很好，思维还很敏捷、深刻，精力充沛。可有的人，刚步入老年，记忆力就不好，思维迟钝，精力不足。

（三）老年人心理老化的特点

到了老年，不仅身体向老化方向发展，而且心理也向老化方向发展。但老年人的心理老化却有它的一些特点。

1. 心理老化与身体老化不同步

一般而言，老年人的心理老化的速度要慢于身体老化的速度。老年人的身体老化一般是外观上的，主要表现为头发变白，老年斑和皱纹增多等，这种变化是明显的。而心理的老化则不太明显。老年人的身体老化与心理老化有一定的关系，但这种关系并不密切，也不是必然的。

2. 心理老化与个体的心理特点有关

通常情况下，懒于用脑，经常不思考问题的人，智力衰退的速度较快，而勤于用脑，喜欢思考的人，智力衰退的速度较慢。情绪不稳定，抑郁，没有进取心，意志不坚定的人，往往未老先衰，而情绪稳定，乐观开朗，意志坚定，有着积极

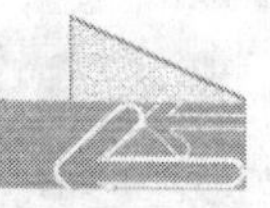

进取心的人，即便是到了老年，依然有旺盛的创造力。

3. 心理老化的个体差异比较大

有的老人虽然心理老化比身体老化的速度慢，但记忆力不好，经常丢三落四的，思维不敏捷，精力不充沛。而有的老人心理老化的速度较慢，虽然年事已高，却依然有着很好的记忆力，思维敏捷，精力充沛。

4. 社会因素对心理老化的影响较大

社会不断对老年人提出新的要求，会成为老年人积极提高自身素质，不断进步的促进因素，也会对调动和发挥老年人的智力产生作用。社会重视老年人的智力发挥，就会推迟老年人心理老化的速度。但是，如果社会忽视老年人的智力发挥，就会加速老年人的心理老化。

十二、老年人的心理活动类型

老年人有着独特的心理状态，当然也会有独特的心理活动类型。随着老年人生理活动的衰退，其心理活动也必然发生变化。心理学家总结老年人具有心理活动类型，反映出老年人的心理特征。

第一，乐观积极型。这类老人性格开朗、心情愉快、热爱生活、积极参与各种活动，做一些力所能及的事，充满青春的活力。

第二，知足常乐型。这类老人能理智地接纳和适应离退休后的变化，坦然而合理地处理生活中遇到的各种问题，对生活知足常乐，并能主动搞好人际关系。

第三，疑病型。这类老人特别关注自身的健康，唯恐年老体弱，多灾多病。他们中一部分确实有病，但夸大病情；另一部分则是基本无病，他们的特点是千方百计找出自己的病。这两部分老年人的晚年生活都不顺心。

第四，解脱型。这类老人性格一贯内向，离退休后更是减少社交。他们对晚年生活要求不高，能平静地应付生活中的各种问题，不轻易开口求人，往往有抑郁心理。

第五，依赖型。这类老人依赖性强，需要别人在情感上支持他们，在生活上帮助他们，争取别人的同情，借以获得情感上的满足。用别人的同情获得自己情感上的满足。一旦这种需要得不到满足，就认为别人瞧不起自己，或不愿意帮助自己，从而出现沮丧情绪。

第六，坚持工作型。这类老年人通常是青壮年时期胸怀大志，而到晚年壮志未酬。他们总是事必躬亲，用忙碌的行为和更加努力的工作，来证明自己还有能力。

第七，冷淡型。这类老年人认为生活很苦，而自己对现状又无能为力。他们内心很痛苦，于是只能用回忆以前愉快的经历作为乐趣。他们给人的印象冷漠无情，其实是无可奈何的表现。

第八，自责型。这类老年人回顾自己一生后，发现一些目标没达到，他们把这些失败都归罪于自己无能，因而常常自责，甚至有自我犯罪感。这类老人极其自卑，常常自怨自艾，沮丧和心灰意冷。

第九，愤怒型。这类老年人往往多疑，把自己看作是社会环境的牺牲者，似乎谁都和他过不去，感到生活毫无乐趣。回顾往事，把失败原因归咎于客观，把怨恨发泄在别人身上。他们人际关系很差，自己孤独、怪僻。

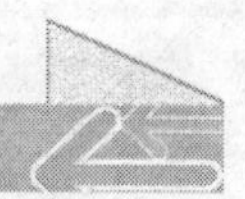

上面九种典型的老年人心理活动类型，对某一个老人来说可能不完全符合，而可能有一种类型的特征会较为明显。乐观积极型和知足常乐型的老人对身心健康较为有利，而冷淡型、自责型、愤怒型的老人则容易患心理疾病，对身心危害较大，容易心理衰老。

因此，老年人应该自我心理调节，有意识地矫正和改变自己身上不利的心理状态。

十三、老年人常见的心理需求

生活中，人们总是在不断地想方设法满足自己的需要，因为需要不仅是人对生理和社会需求的反映，也是个体心理活动和行为的动力。所以，我们要从了解和满足老年人的心理需求出发来切实加强老年人的心理保健。

心理学家一般将需要分为三大层次：即生理需要（如饮食、睡眠、性等），心理需要（爱和被爱、尊重、道德、美等）和社会需要（交际、劳动、奉献、成就等）。其中，生理需要的满足是心理需要和社会需要满足的前提和基础。一个人情绪状态是否良好，关键是看其自身的需求是否得到满足。如果一个人的自身需要得不到满足，他就会产生消极悲观、自暴自弃的情绪；反之，则会非常乐观向上，积极追求人生的理想，直至成功。

心理学家将老年人的心理需求概括为以下十四个方面。

1. 生理需求

在生理需求中，良好的睡眠和休息对于老年人缓解疲劳和放松心理是很重要的，也是必不可少的。老年人由于机体功能的老化，会有牙齿缺失或松动，肠胃不好等情况，因此一定要注意饮食的科学、合理和卫生，因为老年人的身体状况直接影响老年人的心理健康。

性的需求也是老年人心理健康非常重要的一个方面，但却往往被忽视。老年人丧偶后生活寂寞。丧偶老人和子女生活在一起，尽管吃喝、看病等没有问题，但子女照顾也非长久之计，有些时候子女仍然不能代替老伴所起的作用。所以，如果老年人有此意，子女应该支持老年人的求偶需求，让其欢度晚年。

2. 安全需求

人到老年，常有恐老、怕病、惧死的心理，常担心会发生意外或车祸，担心患急病时得不到及时抢救和治疗。因此，希望居住环境安全，有一定的医疗保障条件，这是老年人普遍存在的一种心理状态。

“老有所养”是老年朋友晚年幸福的基础，对于老年人来说，其安全感最主要的是来自子女和社会的关心和照顾，以及家庭是否和睦，社会是否稳定。另外，老年人的身体是否健康，财产是否会保值增值，退休金的发放是否准时、稳定等，都是关乎老年人内心是否安全的关键因素。如果老年人的内心缺乏或者没有安全感，那么即使物质上再充裕也不会幸福的。

3. 支配需求

老年人原来多为一家之主，掌握家中的支配权。但由于年老后社会经济地位的变化，老年人的家庭地位、支配权都可能受到影响，这也可能造成老年人的苦恼。因此，晚辈们应适当满足老年人的一些支配权。

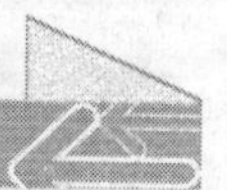

4. 尊敬需求

老年人离开工作岗位可能会情绪低落,如果得不到尊重,就会产生悲观情绪,甚至不愿出门。长期下去,则会引起抑郁和消沉,为疾病埋下祸根。尊敬是一种社会美德,也是老年人区别于其他年龄组特有的心理需求。由于这种心理的作用,老年人希望得到晚辈、学生或下级的尊敬。

5. 求助需求

人到老年,精力、体力、脑力都有所下降,有的生活不能完全自理,希望得到关心照顾会产生求助心理。晚辈若能主动地帮助他们完成生活需要,则会使老人感到心情舒畅,增加对生活的兴趣。依存需求子女的孝顺,将会使他们感到老有所依。

6. 交往需求

与青年人一样多层次交往,是老年人正常的心理需求。在社会生活中,人们总是被不同职业、年龄、文化素养、居住区域、爱好、经济状况和生活习惯等自然环境划分为不同的层次,广泛交朋友,可以满足个人认识发展和信息交流的需要。

7. 适应需求

事物总是发展变化的,这是一条亘古不变得客观规律。对于个体来说,首先要面对的就是身体的变化,再者还有人际关系和生活环境的变化。而对于老年人来说,由于其适应能力开始下降,而又不得不面对这些变化,因此适应的需要就显得至关重要。老年朋友要想有个健康的身体和良好的心态,就要积极地调整自身,以适应变化了的和正在变化的环境。

人到了一定年龄,男女都会有“生理更年期”,这是一个人由中年向老年过渡的标志。适应生理变化和社会角色变化是一种心理现象，要把握好这种变化，就需要适应客观现实，用积极的态度对待人生。

8. 求知需求

有一部分老年人有强烈的事业心，离开工作岗位后，也希望坐下来认真、系统地读书，上老年大学，为生活揭开新的篇章，这就是求知需求。求知需求是人们为了事业和生活而勤奋学习，力图做出成就的心理需求。

9. 健康长寿需求

这是老年人普遍存在的一种心理状态。体力下降，机体各种功能逐渐衰退，使老年人产生一种恐老、怕病、惧死的心理。他们都希望自己能健康长寿，希望社会加强老年人医疗保健，做到就医方便，病有所治。家人应多与老人交心、谈心，开阔心胸。

10. 娱乐需求

老年人生活闲适，希望能够有更多的娱乐环境和条件，使他们心情舒畅、精神愉快。如果长期不出门，不参加集体娱乐活动，可使老人变得孤僻、焦虑，甚至积郁成疾。

11. 安静需求

人到老年大都喜欢安静的生活环境，嫌吵怕乱，如果环境嘈杂、吵闹，就容易出现心理烦躁，甚至爱动肝火，发脾气。有些老年人就怕过星期天，这一天子女、儿孙都来了，乱嚷嚷地度过一天，对老年人来说，这样的星期天是“苦恼的星期天”。但适度的团聚与热闹有益老人的身心健康。

12. 情感需求

很多年轻人总是说，人老了只要衣食无忧就可以了。

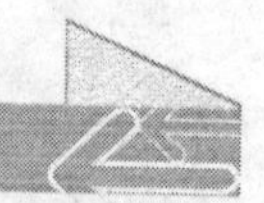

其实这是一种错误的观点，它把人的情感狭隘化了，感情不只是年轻人所说的爱情，爱情只是人的感情中的一种。感情还有很多种，而对于老年人来说，最渴望得到的就是亲情和友情。老年人离开工作岗位可能会情绪低落，如果得不到尊重，就会产生悲观情绪，甚至不愿出门，长期下去，则会引起抑郁和低沉，为疾病埋下祸根。

老年人都希望自己有个和睦的家庭环境，不管家庭经济条件如何，只要全家和睦，邻居关系融洽，互敬互爱，互相帮助，老年人就会感到温暖和幸福。

人到老年，精力、体力、脑力都有所下降，有的生活不能完全自理，希望得到关心照顾。子女的孝顺，将会使他们感到老有所依。

13. 独立需求

一般人都认为，人到老年依赖感会增强。而事实是，许多当代老人并不愿意依靠子女，相反他们更愿意独立的生活。一项关于老人是否愿意与子女同住的调查显示：只要经济独立，大多数老人不愿意与子女同住。而且在调查中还发现，老年人是否选择与子女同住与其自身的文化程度有关：不识字没有文化的老人有80％愿意与子女同住；高中文化程度的老人选择与子女同住的约有50％；而受过高等教育的老人愿意与子女同住的只有40％。

在调查中还发现，独立要求和独立意识越强的老人其心理越健康，晚年生活更幸福。在许多老人看来，向子女要钱是很没面子的事，“做老人的怎么好张口向孩子们要钱啊！”还有的老人与儿媳妇的关系很敏感，“我去看孙子，儿媳妇一句话也没和我说，走的时候连送都没送”，由此很容易受到伤害，也会使老年人的独立需要增强。

老年人原来多为一家之主，掌握家中的支配权。但由于年老后社会经济地位的变化，老年人的家庭地位、支配权都可能受到影响。这也可能造成老年人的苦恼。老年人大都沉着冷静、老成持重、阅历丰富，做事希望自作主张。这种心理上的自信、坚定和自主，正是老年人的自身需求，周围人应给予充分理解，使他们在这一点上找到心理平衡。

14. 自我实现的需求

离开了自己从事多年的工作岗位，离开了自己为之奋斗和挥洒过青春热血的事业，老人们不免感到无所事事，若有所失，陷入无聊和寂寞之中。但并不是说，老年人就没有了实现自我人生价值的需要。

退休的老年人大多尚有工作能力，骤然间离开工作岗位肯定会产生许多想法，希望再次从事工作，体现自身价值。许多的老人在退休后，积极地去创造自己的第二职业，或者是奉献公益事业，或者是专注于自己因工作没有时间而搁置的业余爱好，充分发掘自己的潜能，发挥自己的特长和优势，充分享受退休后的快乐。有些老人之所以感到空虚和寂寞，也正是其自身价值不能实现的表现，更加说明老年人有着较强的实现自身价值的需要。因此，应该创造条件让老人发挥余热。

了解老年人的心理需求，有助于老少之间增进了解，改善人际关系，促进家庭和睦。当然，老年人对自己的心理需求也要作具体分析，正确对待，不可抱着完全肯定的态度，要从客观实际出发，正视客观需要。

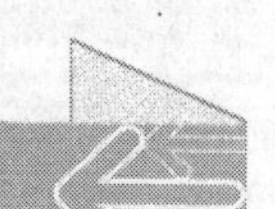

十四、老年人心理异常的判断和处理

(一)判断心理是否异常的三大原则

1. 看看老人心理活动,如感觉、知觉和认识是否长时间与众不同

如果观察老人有明显与众不同,更能说明问题。如果老人看到、听到大多数人看不到听不到的东西,很可能就是一种幻视幻听,是严重心理疾病的征兆,也可能是脑出血或脑损伤的缘故,所以一定要引起高度重视,出现了这种情况,一定要去医院看病。

2. 看看老人的思维、言行举止和待人接物行为方式,神态动作表现是否经常与心愿不同

当老人发现自己有一些奇怪的行为,并非自己的意愿,或者是本来就认为没意义的事,却总是自动地去做,似乎无法控制,如果自己内心的诉求与实际行为不再协调时,或者经常出现行为或思想失控的情况,应不医。

3. 看看老人的身心状态、性格是否变得与以往不同

如果老人心态、性格(个性)与以往发生很大改变,就要格外引起注意。如感到比以前疲累,无趣味,更焦虑紧张或情绪更抑郁低落,或躯体疼痛不适,医生检查后又没有发现生理上的器质病变,这很可能与人的心理不健康有关。

由于心理疾病的诊断有更具体的医学标准,心理疾病的诊断结论应该由心理医生或精神科医生来下,其他任何人都不能随意给人贴上心理有病的标签,因为这不仅仅是不尊重人，更有可能给人带来心理负担和消极的不利影响。

(二)老年人常见的心理异常的处理原则

如果应用判断心理是否健康的三大原则，发现老年人符合这三项原则之一，要按影响人正常生活的轻重程度不同，视实际情况加以区别和处理。

1. 心理问题

确实感到有点与众不同，或与心愿不同或与以往不同，但并没有严重影响到正常生活，人际关系和主观感受上没有很痛苦的感觉，只是一时不了解自己正在发生的变化。这种情况只是正常人遇到了心理问题，内心对发生的身心变化有所疑惑和苦恼，可以通过请教心理医生，进行相应的心理咨询，或网上查询，阅读相关书籍，与朋友交流沟通来解除疑惑。

2. 心理障碍

完全符合三项原则中的一项以上，对人的正常生活和工作有很大影响，主观感受到显著的不适感或痛苦感，常有伴发性的自动回避和退缩行为，须付出艰难的主观努力才能暂时克服其消极影响，且经常出现这种担心的状况，如在老年人中出现的自卑心理，沉默寡言，性格孤僻，胆小怕事，这就会给正常的人际交往，学习和工作带来很多不便和困难。应对这种情况，应该积极主动地首选心理咨询，求助于心理咨询师，正视自己的问题，接受专业的心理咨询和心理治疗服务。

3. 心理疾病

完全符合三项原则中的一项以上，对人的正常生活和

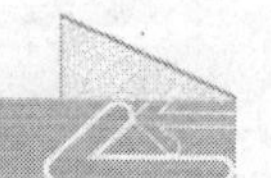

工作有很大影响，主观感受到显著的不适感或痛苦感，确有超出常人对同样刺激的具体感受，如易激惹或与之相反表情淡漠，伴发自动的思维、行为等病态反应，主观努力已难于控制不适的症状，有强烈的求治愿望和行为。应对这种情况，应该积极地主动地求助于专业心理咨询，接受专业的心理测验和诊断，接受多疗程的带治疗功能为主的心理咨询，有时还要根据需要，辅以药物进行治疗。

以上是根据心理健康判断三原则，按影响老年人正常生活和活动划分的三种层次的处置情况。如果发现老人有心理问题或心理困惑，可以在子女和旁人帮助不大的情况下，寻求专业心理咨询师的帮助。如果有心理障碍或者有轻度的神经症，可以直接求助于专业的心理咨询机构，接受专业的心理诊断、心理测验和心理咨询、心理治疗。如果出现老人难于控制的心理异常或出现幻听幻视等精神疾病症状，建议去医院精神科接受诊断和治疗。

总之，老人要应用心理健康标准来不断提高和完善自己的心理素质，要根据心理健康判断三原则来预防心理疾病，促进身心健康。

十五、老年人常见的心理障碍

随着社会的不断进步和现代医学的飞速发展，人类生活水平不断提高，人类寿命也在不断增长。现阶段，我国人口平均寿命已由 20 世纪 60 年代的 65 岁延长到今天的 75 岁，迈入人口老龄化国家的行列。老年人口的快速增长，带来诸多社会问题、医学问题不容回避，那就是老年心理障碍等心理健康问题日益严重。老年心理障碍包括各种类型的神经症，如抑郁症、焦虑症等。

1. 老年情绪障碍

主要指老年期的抑郁和焦虑障碍，表现为步入老年后，由于空巢现象和退休，容易产生无用感和孤独感，这种心理的负性体验可能导致抑郁情绪的出现，逐渐变得离群索居，不愿和人交往，不想出门做事，自我封闭，情绪非常的低落，容易失去信心，甚至没来由的自责，看不到希望和乐观的未来，甚至抱有轻生之念。

焦虑障碍多表现莫名的心情烦躁，控制不了的担心紧张，老感觉有事情要发生，提心吊胆地度过每一天。有的老人总是身体不舒服，常见的是疼痛和疲劳，有时心慌气短，有时头晕目眩，有时纳差便秘，有时腹胀便秘。老年人如果还伴有多年的心脑血管疾病、糖尿病，或卒中后，更容易出现抑郁焦虑的负性情绪，应当充分的重视和早期专科治疗。

2. 老年失眠症

虽然没有明显的抑郁症状或突出的焦虑发生。失眠也是老年期多发的问题而困扰他们。多表现躺在床上半天也无法入睡，或者稍微有点动静就容易受惊而醒，再无法入睡；或者有的人每天凌晨 3、4 点醒了，就一直到天大亮也不能睡安稳，而白天则昏昏沉沉，头脑不清，反应也感到迟钝，做事没效率，还容易发脾气。当然可以理解，睡觉这个大问题不解决，老人能不心烦意乱嘛！

3. 老年痴呆

老年痴呆也称为阿尔茨海默病，多发生于 60 岁以上的老年人。一开始表现隐匿，不被人察觉，逐渐出现好忘事，

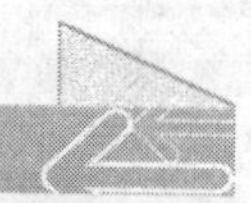

做事丢三落四的，再加重，则表现明显的记忆力差，最近一两天的事情都记不住，也常为此生气。严重者，定向力也出现问题，出门记不住路，容易迷路和走失是家人最主要的叙述，这时才意识到问题的严重性，来医院求医。可能这还不是最严重的，有时会伴有一些不正常的举止，如自言自语，无端怀疑别人，乱发脾气，攻击打人，甚至生活不能自理，吃东西不知饥饱，大小便不能自控，终日卧床，无法护理等。

目前，对老年人的心理障碍还没有受到社会应有的重视。根据调查，老年期心理障碍和精神障碍的患病率呈明显上升趋势，严重危害着老年人的身心健康。专家指出，造成老年心理障碍发病的原因主要有离退休后的不适感、孤独感；失去亲人的丧失感；受到各种挫折时的自卑感、失落感；不被重视和理解时的沮丧感；病症袭来时的死亡临近感等。

由于很多精神疾病与心理障碍病人和家属不愿意找精神专科医生，而是首先就诊于普通综合医院，因而容易造成漏诊或误诊。据调查，我国 1/3 的抑郁症病人未能被识别。漏诊和误诊使许多患者因不能及时有效地治疗而影响了身体健康和生活质量，有 1/3 的老年人因此还诱发了心脑血管病和其他老年病。

十六、长寿老人具有的心理特征

有人统计分析了古今中外 200 名 70～135 岁老人的资料，其中心理健康者占 87.5%，居 21 项长寿因素之首。古人认为：凡欲身无病，必先正其心。《内经》指出：恬淡虚无，真气从之，精神内守，病安从来。现代医学研究证明，人体所有脏腑组织都受大脑神经的调节支配，这种支配在心理健康的情况下，能使机体免疫能力和抗病能力提高，从而让人延年益寿。长寿老人多半有以下心理特征。

1. 乐观豁达

长寿老人大都胸襟开阔，心态平和，为人处事热情，乐于工作，善于助人，遇事不怒。他们生活得自由自在，轻松大方，没有压力。事实证明“心胸窄，忧愁多者，患病机会多；心胸宽，人快活，人快活，疾病躲”，因此心胸宽广、乐观向上者患病机会少。

2. 兴趣广泛

大多数长寿老人都有业余爱好，兴趣比较广泛，如种花养鱼、吹拉弹唱、书法绘画、集邮写作、河边垂钓等。书画棋琴能陶冶情操，使人心情愉快；有所追求，使人动脑思索，延缓大脑衰老。许多长寿者爱好棋琴书画，对工作极端负责，精益求精。由于艺术的陶冶和对事业的执着追求，锻炼了身心，获得了长寿。

生活充实才能“乐以忘忧”，并且使大脑和全身各器官得到锻炼，延缓衰老。

3. 热爱生活

长寿老人多数有“老骥伏枥，志在千里”的雄心壮志，显得精力充沛，生机勃勃。这主要是他们热爱生活，热爱家庭。他们每天读书看报，能与时俱进，每天有事干，精神有寄托。而且他们具有比较科学的生活方式，起居有规律，睡眠有保证，能顺应自然。基本做到了人与自然的平衡。这些自然有益于健康长寿。

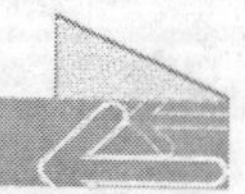

古今中外许多杰出人物，善于生活，都有明确的生活目的和奋斗目标，到了八九十岁仍能勤奋工作。他们热爱生活，热爱自己的工作，还有着科学的生活方式，愉快的情绪，使身体各器官功能协调，并处于良好的状态。

4. 知足常乐

研究表明，一个人有过多的奢求，必然会经常失望，心理出现不平衡，影响健康长寿。许多长寿老人都是心地和善，不发怒，不奢华，勤俭朴素，敬老爱幼，能与家人和他人和睦相处。

他们多具备知足常乐的心态。因为他们知道，高兴是一天，不高兴也是一天，既然这样，为什么不快乐地度过每一天呢？所以，他们能够从实际出发，对自己和他人从不苛求。这种和善、平静、知足的心理，使他们的身心与环境长期处于平衡而有规律的状态，为健康长寿铺平道路。

5. 节哀制怒

在人生道路上，不可能一帆风顺，可能会遇到各种各样的坎坷、挫折，诸如疾病、失败，甚至灾难等，这些负面事件自然会让人气愤。而长寿老人遇到这种情形，都能尽量做到制怒，顺其自然，想得通、看得远，在逆境中自强自立，努力走出困境。

6. 宽以待人

长寿老人大多能做到严于律己，宽以待人。凡事不斤斤计较，不患得患失。当自己吃亏时，能为国家、集体和他人着想，做出一些让步和牺牲，平时能多看他人的长处和优点，取长补短。具有这种良好心理状态和精神境界，心理上自然容易保持平衡，有益于延年益寿。

7. 意志坚强

长寿老人大多秉性耿直，坚强刚毅，坦率直爽，忘我无私，事业心很强。他们意志刚毅，耿直诚信，胸宽气壮，神经系统有较强的协调能力，经得起逆境的磨难，有与命运抗争的决心，能适应环境的骤变。适者生存，有利于长寿。

十七、老年人的心理健康不容忽视

随着社会老龄化进程的加剧，越来越多老年人出现心理问题。但老年人的心理健康却长期为人们所忽视，直至空巢老人法庭自爆、六旬老人杀老伴等悲剧的上演，这一问题才引起人们的极大关注。据报道，某市一位六旬老太因无法忍受退休后丈夫的长期虐待，趁丈夫熟睡时用利斧将其残忍杀害。南方某地一位 60 多岁备受孤独折磨的空巢老汉，为让外出打工的儿子回到自己身边，竟将其子告上法庭，在法庭多次调解未果的情况下，一时冲动怀揣雷管自爆于法庭之上。这些令人痛心的悲剧，不得不让我们将焦点转到老年人心理健康这个被很多人忽视了的问题上来。

（一）关心老年人心理健康已成社会诉求

随着社会的发展，离退休人口的数量增加，老年人在社会中所占的比例也逐渐增大。据调查，北京市 2010 年 6 000 件民事纠纷中涉及老年人生活的占 600 件，其中最多的是“精神赡养”纠纷。上海市子女与老人不交谈的占 23%，较少交谈的占 41%，而经常交谈的仅占 36%。在此环境之下，老年人的身心问题及社会环境引发的各种问题也日益突

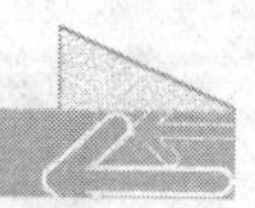

出,关爱老人心理健康的社会诉求由此产生。良好的心态有益于健康,而不良心理则可导致心理精神障碍,进一步影响到躯体而有害于健康。

进入老年,退出工作岗位后,相当一部分人会难以适应,他们体验到的是价值的丧失、失落感、无奈感、悲观等消极情感,对周围的人或事及今后的生活产生抱怨和不满。这种弥散式的悲观消极情绪,自然也会影响到与周围人交往的方式、态度,进而影响到他们的人际和谐、自我评价等。不良的人际互动又反过来进一步地加剧了负面情绪。当这种坏情绪继续发展到一定的程度时,就引发了心理问题,更有甚者,会发展为焦虑症、抑郁症等心理疾病。

据一些心理咨询中心反映,近年来老年人心理咨询案例有比较明显的上升趋势。某中心每年接到的关于老年人心理电话与当面咨询的案例有五六十个,占了总咨询人数的1/10。有数据显示,我国60岁以上老年人70%有心理问题,27%有明显的心理问题。其中,中度和重度痴呆患病率,在80岁以上的老人中高达10%,严重影响了老年人的生活质量。

(二)造成老年人心理疾病的原因

造成老年人心理疾病困扰的原因有很多,其中一个重要原因是跟年龄阶段与生活环境变化有关,在更年期、退休期、丧偶后、子女离开身边后,老年人的心理健康就受到不同程度的影响。老年人口的高龄、失能和空巢化将进一步加剧应对人口老龄化的严峻性和复杂性。

第一章　关注老年人心理健康

1. 退休造成心理落差

老年人群从工作岗位退下来后普遍存在心理失衡、生活秩序失衡、精神空虚问题，大多数老年人与子女分居而产生情感焦虑、难以抚慰的问题，以及市场经济条件下各种应激因素增加所带来的老年人精神抑郁、精神失常增多等问题。特别是退休后，老年人在家庭地位和经济上觉得自己不再是家里的顶梁柱，失去了自己的价值，身体也大不如前，因而可能会产生一些不适感，使得人格发生变化，变得脆弱、敏感、自私等，表现脾气暴躁、爱发牢骚，甚至封闭自己。

2. 丧偶遭受最沉重的打击

人到老年失去配偶的痛苦成了不少人必须直面的残酷事实。据资料统计，老人因丧偶导致心理失衡直至死亡的人数是一般老年人死亡的 7 倍。心理学家的研究也证明：丧偶是生活中最震撼心灵的事件，尤其对老年人来说是最沉重的打击。

丧偶后，家庭结构、亲情关系、经济情况及起居环境都会随之发生很大的变化。适应新的环境和处境是对老年人身心的一个考验，渡过这个适应性生活阶段最少需要 1～2 年的时间，因此必须谨慎注意老年人在这期间患上抑郁症的危险性。

3. "空巢"老人感到孤独

随着社会老龄化程度的加深，"空巢"老人越来越多，"空巢"老人感到孤独。中国老龄科学研究中心调查显示，全国城市地区有近一半的老人没有子女相伴，而农村空巢老人的比重也占到四成左右。如果考虑农村大量劳动力外出打工因素，农村空巢化更加严重。很多老年人由于难以适应退休后生活环境的变化，不能自觉适应周围环境，缺少或不能进行有意义的思想和感情交流。加之独居生活使情感需求得不到满足，被隔离、被冷落、被社会所弃的心理感受逐渐滋生，最终导致心理障碍。老年人孤独心理最易产生忧郁感，长期忧郁就会焦虑不安，心神不定。

4. 抑郁成为“另类杀手”

受退休后的失落感、儿女离家、丧偶、疾病等问题的困扰，老年人会出现情绪低落、衰老感、孤独感、记忆障碍，久而久之便会诱发一些精神障碍，如神经衰弱、焦虑症、忧郁症、老年性痴呆等。老年人性格特征与抑郁状态关系极大。性格内向者容易患抑郁症，个性好强者也易患抑郁症。抑郁情绪在老年人中很常见，而老年人的自杀通常与抑郁心理有关。

（三）老龄事业发展将迎来大好机遇

现代社会竞争激烈，生活节奏加快了，老年人的心理疾病是与整个社会群体一起增长的，如何使老年人排除心理疾病，有赖于社会和家庭的共同努力。

老年人问题关系到“国计民生和国家长治久安”；从长远来看，相关应对策略应该走向机制化、体系化，并进一步上升到法律层面。

中国第一部老龄事业发展蓝皮书指出，2012 年是中国老龄事业发展史上具有里程碑意义的一年。党的十八大做出了“积极应对人口老龄化，大力发展老龄服务事业和产业”的战略部署；新修订的老年人权益保障法将“积极应对人口老龄化”上升到法律高度；新农保与城居保实现了制度上的全覆盖，与此前建立的城镇职工养老保险一道，为百姓织就了覆盖城乡的养老保障网。

在新修订的《老年人权益保障法》中，不但将每年的农历九月初九（重阳节）定为法定节日——“老年节”，而且明确规定，“家庭成员应当关心老年人的精神需求，不得忽视、冷落老年人。与老年人分开居住的家庭成员，应当经常看望或者问候老年人，满足老年人的精神需求”。同时，还要求“地方各级人民政府和有关部门应当采取措施，鼓励、支持专业服务机构及其他组织和个人，为居住在家中的老年人提供生活照料、紧急救援、医疗护理、精神慰藉、心理咨询等多种形式的服务”。这充分说明国家已经把老年精神关怀和心理慰藉摆在了非常重要的位置。

应正视养老保障和养老服务方面存在的不足。一个和谐的老龄化社会应让社会关系的各方面都达到和谐，让很多社会问题消弭于无形，从而促进国家长治久安。而要实现和谐的目标，有三方面的问题必须着重注意。

首先是老年人的安全问题。专家指出，一些地方出现过这样的情况，老年人病了甚至过世了好几天才被人发现，这都是与和谐社会的宗旨相违背的。社会各方应当对广大老年人的人身安全、身心健康给予高度的关注。

其次，提升老年人的权益和地位。“中国自古就有尊老爱幼的传统，但这一传统一度有所失落，随着相关法律法规的逐步健全，现在已经到了重拾的时候，老年人的合法权益和法律地位应当得到全社会的认可和尊重”。

最后，在迈人老龄化社会之后应当发掘老年人这个群体自身的潜力。“随着人口平均寿命的延长，很多老年人其

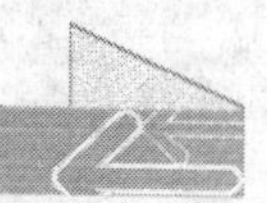

实还有为社会做贡献的愿望和能力，应当充分满足他们的愿望，这也能促进老龄化社会的和谐”。

（四）注重老年人对精神文化生活的追求

老年人的养老需求不仅包括物质生活需求，也包括精神文化需求和心理慰藉等方面的需求。在经济快速发展、人们生活水平日益提高的今天，老年人对精神文化生活的追求越发注重，对心理疏导和情感抚慰也格外看重。要有针对性地组织老年人经常地、普遍地开展多种形式的文化娱乐活动和参与社会的活动，弘扬民族文化，陶冶情操，开展老年精神疾病预防治疗，减少自残、自杀等非正常现象，是老龄工作“老有所养、老有所医、老有所为、老有所学、老有所教、老有所乐”目标的应有之意，是一件有益于广大老年人身心健康、提高老年人精神修养和文化积累、加强老年人与其他人群之间，以及老年群体之间相互交流、舒解抑郁心理、放松苦闷心情的好事情。

老年人应该重新评估自己，树立新的追求目标，在内心上承认步入老年这一事实，这样就能很好地起到预防作用；子女发现家里的老人有心理上的障碍后应该积极寻找原因，有针对性地给予心理上的开导。平时要多关心多陪伴老人，与他们多交流，让他们有个精神寄托。“要给老人以孩子般的呵护”。

十八、实现“全面健康老龄化”的中国梦

在人口学意义上，全面健康老龄化不是仅仅理解为老

年人或者老年期的全面健康，而是针对全人口而言的，可以理解为“全民健康”。

“中国健康与养老追踪调查”项目通过对分布在150个县级单位、450个村级单位的17 708名45岁以上的中老年人进行问卷调查发现：近1/4的老年人生活贫困，40%具有明显的抑郁症状，超过一半的被调查者患有高血压。这些大样本数据权威地说明了“健康老龄化”在中国实现程度很低，对很多人来说是可望而不可即的梦想，我们任重而道远。健康老龄化所带来的社会经济效益极为巨大。健康老龄化是建设“健康中国”的重要力量。

(一)“健康老龄化”是全世界的共识

我国的人口老龄化不但非常迅速，而且严重缺乏应对的准备，具有“未富先老”和“未备先老”的双重特征。从不同的角度看，人口老龄化会带来不同的挑战。例如，从经济保障看，人口老龄化会带来养老负担和财政压力；从医疗护理看，人口老龄化会带来疾病负担和医疗压力；从空巢独居看，人口老龄化会带来心理问题和人道拷问。

2013年5月，北京大学国家发展研究院“中国健康与养老追踪调查(CHARLS)”项目公布的《中国人口老龄化的挑战：中国健康与养老追踪调查全国基线报告》有一个重要的结论，即“老龄化结果如何，很大程度上取决于是否能实现健康的老龄化”。据世界卫生组织统计，全球49个高收入国家人均健康寿命为70岁，而中国只有66岁；发达国家60岁以上老年人口中身体健康的比例超过60%，而中国只有43%左右。

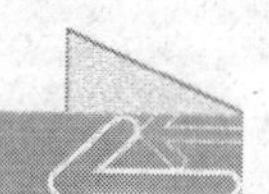

在国际上，健康老龄化是一个流传已久的提法，其重要性在各界已经达成共识。世界卫生组织于1990年提出实现“健康老龄化”的目标。1997年，第15届国际老年学大会提出“科学为健康老龄化服务”。健康老龄化其实是长寿时代共同的社会发展目标，无论是科学还是政治，是政府还是非政府，是机构还是小区，是家庭还是老人，都要为实现“健康老龄化”这一共同的目标努力。

（二）全面把握“健康老龄化”的内涵

在现实生活中，有些老年人身体健康但生活得不快乐，了无生趣，这样的“健康老龄化”不应该是我们所追求的。身体健康无疑十分重要，但无法涵盖健康老龄化的所有方面。心理健康老龄化是健康老龄化的重要维度。例如，相比于中国23/10万的年平均自杀率，老人的年自杀率达到86/10万，老人自杀多与“抑郁”紧密相关。根据“中国健康与养老追踪调查”，中国患抑郁症老年人的比例达到40%。根据北京市民政局2013年9月5日发布《北京市老年人口心理健康及需求状况调查研究报告》，这项针对全市近3 000位老人的抽样调查显示：13.5%老人存在心理问题，0.87%的老人存在中度或重度心理问题，90%老人渴盼精神关怀。随着空巢时代的到来，老龄化过程中的心理健康问题日趋突出。对健康老龄化认识的缺位还表现在其他方面。

世界卫生组织指出，健康是指在身体、精神和社会适应上处于良好的状态，而不仅仅是指没有疾病或虚弱。也就是说，生理健康、心理健康、道德健康三方面构成健康的整体概念。其中，心理健康是指人的精神、情绪和意识方面的良好状态，包括智力发育正常，情绪稳定乐观，行为规范协调，应变能力较强，能适应环境，能从容应对日常生活的压力。道德健康主要指能够按照社会道德和伦理准则来规范和约束自己，有正确辨别真与伪、善与恶、美与丑、荣与辱的是非观念和能力。因此，健康老龄化的实现和推进要建立在“身-心-灵三维健康”的基础上，是身体健康老龄化、心理健康老龄化和道德健康老龄化三位一体的发展过程，“生命健康”的概念要高于宽于“身体健康”。换言之，老龄化中国要追求的是“健康老龄化”，应该是“全面健康老龄化”。老年人不但要做“康龄人士”，而且要做“乐龄人士”“德龄人士”和“美龄人士”，做一个全面健康、全面发展的老年人。第二种对“全面健康老龄化”的理解是从影响健康的三大因素出发，即环境健康、遗传健康和生活健康，实际上是生态、生命、生活三大系统影响因素的健康，可以简称为“生态健康”。由此，我们获得了对“健康老龄化”新的认识。

其一，只有全面促进健康老龄化，才能全面理解、预防和解决老龄问题。健康老龄化有狭义和广义之分，狭义健康老龄化主要是指身体健康老龄化，而广义健康老龄化包括两种全面健康老龄化，对于我们把握健康老龄化的方向和潜力很有帮助。第一种全面健康老龄化表明了在“生命健康”视角下，身体健康、心理健康和道德健康三方面是有机的组合，是不能也不应割裂的。老年人身体健康虽然重要，但不能全面反映健康老龄化的内涵。第二种全面健康老龄化表明了在“生态健康”视角下，生存环境、遗传基因和生活方式三因素也是有机的组合，是不可或缺的。从生命历程的角度来理解基因健康老龄化，很多老年病其实就是

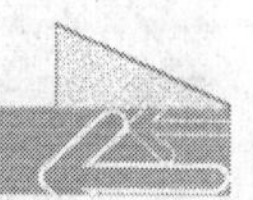

基因病、遗传病，需要从源头抓起；从天人相应、人与环境的关系来理解，生存环境通过空气、水和食物的健康来影响人类的健康，最终反映在健康老龄化的结果，青山绿水实现的是我们期待的绿色长寿；从生活方式角度来理解，人们的行为和选择对老年期的健康都有深刻的影响。

其二，在人口学意义上，全面健康老龄化不是仅仅理解为老年人或者老年期的全面健康，而是针对全人口而言的，可以理解为“全民健康”。从生命历程观点看，只有中青年时期的全面健康才能为老年期的全面健康奠定基础。健康老龄化有个体和群体之分，但群体的健康老龄化是建筑在个体健康老龄化的基础之上的。人人健康，则社会健康。

其三，全面健康老龄化有层面之分，身体健康老龄化是低层面的健康老龄化，心理健康老龄化是中层面的健康老龄化，道德健康老龄化是高层面的健康老龄化。全面健康老龄化包含着老有所健、老有所乐、老有所为、老有所用和老有所成积极的价值追求。

其四，健康老龄化有正向发展和逆向发展的分别。所谓健康老龄化的正向发展，就是以身体健康老龄化为源头和起点，进一步提升到心理健康老龄化和道德健康老龄化，并且使三个维度的健康老龄化保持互相促进的良性循环。健康老龄化的正向发展值得我们重视和追求。所谓健康老龄化的逆向发展，就是老年人的健康储量不断漏损的过程，就是“健康老龄化”越出边界，退化到“亚健康老龄化”和“病苦老龄化”状态的逆向演变过程。健康老龄化的逆向发展需要预防和阻止。

很多老年人实际上是处在“亚健康老龄化”，甚至“病苦老龄化"的过程中备受煎熬。全国老龄办公布的数据称，目前我国非健康老年人口人数 1.15 亿，占比 57%；失能老人达到 3 750 万，占比 18.56%。我国老年失忆失智（痴呆）的发病率逐年增高，目前已有 500 万人，而且以每年 30 万的速度在增加。失能失忆失智一般很难康复，这些老人不幸远离了"健康老龄化"的轨道，被"病苦老龄化"所折磨。综上，人口老龄化的深层挑战来自"非健康人群"的增长。"全面健康老龄化"是全面实现小康社会的题中应有之义。

（三）将"全面健康老龄化"提升为国家战略

"全面健康老龄化"的提法深化和提升了我们对"健康老龄化"一般性概念的认识，包括了三个方向的解读：一是身体健康老龄化，二是生命健康老龄化，三是生态健康老龄化。比诸"健康老龄化"的提法，"全面健康老龄化"含义和指向更明确，可以作为人口健康促进新的理论指引。如果说"健康老龄化"是相对于"非健康老龄化"而言的，那么"全面健康老龄化"则是相对于"片面健康老龄化"来说的。"非健康老龄化"则包括了亚健康老龄化和病苦老龄化。

建议将"全面健康老龄化"提升为国家战略，通过社会推广、小区落实、全民参与的强大机制，在身体健康、心理健康和道德健康三方面同时推进，从遗传基因、生存环境和生活方式三因素同时关注。

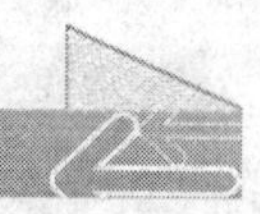

第二章　只有心理健康才能延年益寿

现代医学科学证明，心理健康和生理健康有着密切关系，倘若心理不健康，就会严重影响生活质量，最终必然影响甚至损害躯体健康。所以，要把学习心理保健知识、掌握心理保健手段、学会身心愉快地生活、树立起心理健康的新观念，作为每个老年人安度晚年健康长寿的重要条件。

一、影响老年人寿命的决定因素

影响寿命的因素很多，如基因、饮食、运动、信仰和结婚都会影响到寿命。美国心理学教授霍华德·弗里德曼和莱斯利·马丁经过20年的研究，从研究对象多如牛毛的生活习惯中总结出一些影响寿命的决定性因素。

1. 身体衰退

身心是一个统一整体，随着年龄的增长，人体器官开始逐渐衰退，身体上的变化必然对心理有所影响。人到60岁以后，会引起一系列生理和心理上的退行性变化，体力和记忆力都会逐步下降，如在心理上，可表现为精力不足、记忆力下降、思维速度变慢等。这种正常的衰老变化使老年人难免有一种“力不从心”的感觉。

2. 疾病损害

躯体疾病如不积极治疗，对心理可造成直接或间接的影响，并且带来一些身体不适和痛苦。尤其是高龄老人，甚至担心“死亡将至”而胡乱求医用药。在衰老的基础上若再加上疾病，有些老年人就会产生忧愁、烦恼、恐惧心理。如脑动脉硬化，脑组织缺血可导致大脑功能衰退。在心理上，早期表现为记忆力减退，晚期可发展为脑萎缩而导致老年痴呆。

3. 营养缺乏

人体正常功能的发挥，与营养物质的供给密切相关，如脑细胞对营养物的需求量就明显高于其他组织细胞。当某些物质缺乏时，就可使相应的器官功能失调，如维生素 C 缺乏时，会影响脑、脊髓及外周神经，出现精神症状。因此，保证各种营养素的需求，是增进老年人心理健康的基本要求。

4. 心理失衡

老年人从岗位上退下来，社会角色、社会地位及社会关系发生变化，最多见的是周围环境的突然变化，以及社会和家庭人际关系的影响。老年人如果适应能力弱，不仅会因失去原有的地位与工作，不能继续发挥作用而惆怅；还会因脱离了原有的交际范围，而新的交往还未能建立或不善于建立而寂寞。长此下去，心理失衡，造成心理冲突与矛盾，会变得孤独、抑郁、消极。这对健康极为不利，会加速身体的衰老。

5. 人际关系差

老年人如与子女关系不融洽或是缺少与他人的沟通交流、感情疏远，会产生自卑感、孤独感，遇事急躁，易动肝火。

由于独生子女一代人的成家立业，传统的大家庭正被新型的“核心家庭”所取代，老年人独居、空巢的现象越来越多。子女不在身边，长期的孤独寂寞，使得很多老人患上了抑郁症、焦虑症、痴呆症等。人到老年，性格上趋于敏感、多疑，对人有敌视态度，不轻易相信别人，从而影响了老年人人际关系的融洽。人际关系的重要性可能比水果蔬菜、经常锻炼和定期体检更加重要。一个人生活中真正重要的就是和别人的关系。研究发现，常与朋友小聚适度饮酒者，比那些滴酒不沾者更长寿。

6. 家庭生活事件

老人退休后，会面临各种无法回避的变故，如老年夫妇之间的感情破裂离异，老伴、老友去世，子女分散，自己身体衰老等一系列生活事件，都会加重老年人的心理冲突而影响健康，并且每况愈下。精神创伤对老年人的生活质量、健康水平和疾病的疗效有重要的影响。有些老年人因此陷入痛苦和悲伤之中不能自拔，久而久之必将有损健康。

7. 不良生活习惯

长期养成的吸烟、嗜酒，过食甜食、荤食或饮食过咸等不良生活习惯，可导致老年人体内环境稳定性和自我修复能力减退而引发疾病。以高血压为例，这些糟糕透顶的生活习惯，将会使原本家族病史就有高血压的年轻人提早罹患高血压；长期具有如此的生活习惯，会促使病情恶化且很快进发脑卒中、心脏疾病或肾衰竭。改正生活陋习，会延缓高血压的发病期，并避免所有并发症的发生。

二、老年人的许多疾病与不良情绪相关

所谓情绪，就是人思想感情的流露，是大脑皮质兴奋、抑制过程所处的一种状态。中医学习惯把这种精神因素分为“七情”，即喜、怒、忧、思、悲、恐、惊。《内经》提出：“怒伤肝，喜伤心，思伤脾，忧伤肺，恐伤肾。”七情不可为过，过激就会损伤脏器，有害于身体。老年人的情绪应当稳定、饱满、乐观；情绪波动，喜怒无常，心情忧郁，感情脆弱，都有损于健康。世界卫生组织也提出：“健康是一种身体上、精神上和社会上的完全安静状态。”

现代医学研究表明，癌症、冠心病、高血压病、溃疡病、神经官能症、甲状腺功能亢进、偏头痛、糖尿病都与心理因素有关，而其中最主要的心理因素就是不良情绪状态。许多研究证明，紧张和焦虑、恐惧等不良情绪是健康的大敌。

为什么情绪能够影响健康呢？对这个问题，科学家进行了许多研究，目前虽尚无定论，但大多倾向于人在不同情绪状态时，下丘脑、脑下垂体、自主神经系统都会有一定的生化改变，并由此引起身体各器官功能的变化。这就是情绪可以致病的生理学基础。

生理和心理学研究认为，应激状态可使人抵抗力降低，易罹患疾病。“一切顽固的忧愁和焦虑，可称为不良情绪，这种情绪强烈、长期存在，足以给疾病大开方便之门”。美国专家研究表明，因情绪紧张而患病者占门诊病人的76%。近代国内外研究也证明，情绪在一些躯体疾病中起着重要作用，而人的疾病状态反过来也可引起情绪变化，两者互为因果。

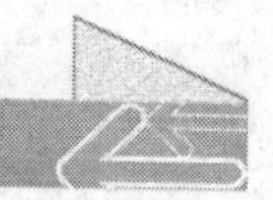

1. 不良情绪与癌症

国内外大量研究表明，长期压抑和不满的情绪，诸如抑郁、悲哀、恐惧、愤怒等，都容易诱发癌症。心爱的人突然死亡或突然失去安全保障，也是癌症发生的诱因。

情绪与癌症的治疗效果和癌症的复发率，也有着明显的联系。愉快的情绪有利于癌症的治疗；悲观、绝望的情绪往往使癌症加剧。对宫颈癌患者的对照研究表明，在同样抗癌治疗条件下，对疾病的态度正确和情绪良好的患者，其疗效较好，生命的延续日期较长；而对癌症持焦虑、恐惧、悲观情绪的患者，则其病情迅速恶化并很快死亡。

2. 不良情绪与高血压病

血压对于情绪的变化是极为敏感的。情绪状态的改变可以引起血压和心率的变化。愤怒、仇恨、焦虑、恐惧、抑郁等情绪，可使血压升高，尤其以愤怒、焦虑、仇恨与血压的关系最为密切。有人甚至认为，被抑制的敌视情绪可能是血压升高的重要原因。我国心理学工作者根据 232 例高血压患者的研究发现，其中 58.7%的患者病前有急躁易怒、要求过高的特点。如果处于长期而反复的过度紧张，或者在强烈的情绪激动状态下，则容易发展为高血压病。例如，消防队员较易罹患高血压病。医学院学生中，毕业班高血压患病率是低年级学生的 3 倍。

3. 不良情绪与心脏病

心脏和血管对情绪反应最为敏感。反复而持续出现的不良情绪，是导致心血管疾病的主要因素。有焦虑、恐惧、愤怒、悲哀情绪者，其冠心病发病率或复发率较高。许多研究发现，高度焦虑者的心绞痛发病率为低焦虑者的 2 倍。有焦虑、抑郁情绪者，心肌梗死的发病率也明显增高。愤怒、焦虑、惊恐，以及其他情绪突变都容易导致突然死亡（猝死）。许多冠心病患者就是在不良情绪刺激下，导致心绞痛和心肌梗死发作，甚至死亡。

4. 不良情绪与胃肠疾病

消化系统是对情绪反应的敏感器官。情绪与胃肠的功能状态有着密切的联系。人在恐惧或悲痛时，胃黏膜会变白，胃酸停止分泌，可引起消化不良；而在焦虑、愤怒、怨恨时，胃黏膜会充血，胃酸分泌增多，长期如此，可导致胃溃疡。有研究证明，动物因受焦虑、恐惧、不安、紧张情绪的持续影响，几乎都患了胃溃疡。可见不良情绪对胃肠疾病的发生有很大的作用。

三、负面心理加速老年人的衰老

笼统地说，负面心理就是不积极、不健康、缺乏建设性的心理的统称。负面心理和积极的、对人产生健康影响的正面心理相对应。老年人随着生理衰老的出现，特别是退（离）休后，有些人会出现心理再适应的问题，这种带有一定消极性的心理，称为老年负性心理。负面心理加速老人衰老，使老年人脾气会变得古怪，严重影响老年人的长寿。

老年人负性心理具体表现在以下方面。

1. 失落感

离退休是人生的一大转折，离退休后随着环境的改变，老人会有一种失落感，表现在环境、地位、责任感、经济、社会角色、家庭权威等方面，而最大的失落莫过于失去青春和健康。

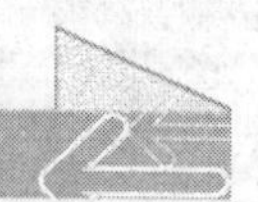

2. 孤独感

到了老年，子女都成家立业，独守在家的老人会感到十分孤独和寂寞。

有些老年人害怕孤单，自我评价过低，生存意识消极，又希望别人关心照顾，于是经常拒绝与他人交往，常常对他人心存不满及抱怨。久而久之，有的老人就会加强对自我行为的约束，强化自我内心的封闭，渐渐地疏远社会，因此会变得行为孤单、性情孤僻，与周围人的距离越来越远。

3. 自卑感

老年人常常悲叹夕阳西下，并有一种无用心理。要是子女说他："你怎么连这事都做不好！"老年人听了心中会十分抑郁，感到自己真的无用了，不如死了的好。

唠叨是老年人对别人关心爱护的表现，特别是对自己的子女常常千叮咛万嘱咐。但结果常不讨人喜欢，使人感到老人的话多。

4. 恐惧死亡

有些老年人刚刚退(离)休，就表现出明显的衰老感，甚至有一种等待"报到"的悲哀，特别害怕听到别人死亡的噩耗，甚至怕提起"死"字。

有的老年人害怕衰老，害怕衰老的核心是恐惧死亡。他们惧怕谈论死亡，不敢探视病人，怕路过墓地和听到哀乐，甚至看见一只死亡的动物也备受刺激，不敢正视。例如，有的老人对恶性肿瘤在认识上存在不同程度的片面性，普遍存在"谈癌色变"的情况，认为癌症是"绝症"，得了癌症就等于是判了死刑。因而病人在未确诊前，非常恐惧自己所得的病就是癌症。病人常表现为：忧心忡忡、心情紧张及对医护人员的言语、态度十分敏感。或坐卧不安、唉声叹气、感情十分脆弱。临床工作中发现，大约有四成癌症病人有自杀的意念。许多病人在得知自己患上癌症后，思想上压力巨大，出现恐惧、失望等情绪，一下子就像变了个人，病情不断恶化、加重，甚至自杀。

5. 敏感猜疑

老年人由于感觉器官的功能减退，听觉变得迟钝，常常听错话或听不清别人说话，由此怀疑别人，猜疑增加，甚至造成许多误会和误解。有一些老人因身体有病而多疑，常表现为无病也疑，有病更疑。即便自己有些轻伤小恙，也自以为是无药可救。间或谈病色变，问病又止，不断求医换药。这种疑病可令其对衰退的功能极度敏感，对一般人感觉不到的体内变化或体验不到的痛苦也都会有所感觉，如对心脏的跳动、肠胃的蠕动等方面的变化也能感觉到。这些过度的敏感更易加重其疑心病。

6. 幻想宽慰

由于受身体渐渐衰老的影响，有些老年人盼望长寿的愿望会越发强烈。于是，他们会经常用幻想来欺骗自己，以获得一时的心理宽慰，如喜欢听他人关于自己健康的恭维话等。

7. 固执感

老年人往往有一种强烈被人尊重的愿望，在子女面前总希望子女以他为绝对权威，不愿意接受他人的正确看法和观念，显得顽固不化。往往容易发怒，其程度不亚于青少年，常为琐事与人争吵，或怨子女管束而愠怒于心。

8. 处事偏激

这种心理可表现为两个相反的趋向：一种趋向是因衰

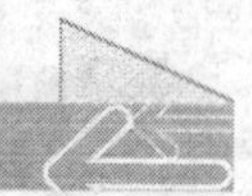

老以点带面地否定自我，把自己看成无用之人，常常自责、自卑、自怜和自贬。另一种趋向是因为自己衰老而更高地要求别人，总是希望得到他人的敬重、关心和照顾，却不考虑他人与社会的实际条件和能力。当这种希望得不到满足时，又加剧了其心理上的偏激，并因此而自暴自弃。

9. 吝惜，收藏杂物

有些老年人由于经济收入明显减少，对金钱十分吝惜。有些老年人喜欢在房间内外堆放收藏杂物、废旧物品，甚至将别人丢弃的废物捡回来，弄得满屋都是瓶瓶罐罐。

10. 对自身内环境关注

老年人常常很少关心外界环境、关心社会，对以前曾经是自己喜爱的娱乐活动也兴趣索然，对社会现象感到与己无关，缺乏好奇心。而对自己身体的轻微不适则忧心忡忡，甚至一天没有大便就焦虑不安。

11. 怀旧感

老年人怀旧感强烈，总喜欢留恋已经逝去的时光，对新事物、新知识不易接受，常常希望别人夸耀自己的过去，甚至追忆到自己的童年。

年轻时不信鬼神，到了老年却十分相信。这在老年女性中十分普遍，而且随年龄增长而倍增，甚至连做梦都信以为真，常常做出愚蠢的、令人无法理解的行为。

12. 脆弱抑郁

许多身患疾病或身体衰弱的老年人，都有忧郁消极心理。他们对未来缺乏信心，以致身心健康每况愈下，积郁成疾，看到亲朋好友去世会有兔死狐悲之感。有些老年人心理比较脆弱，面对衰老的客观事实既无奈又惧怕，这种心态如不及时调整，很容易引起抑郁。这种抑郁比较顽固，极容易使人丧失生活的兴趣，令人感到疲乏。这种人极容易情绪激动，动不动就发火，经常自卑自责，自怨自艾，严重者可能有自杀的倾向和行为。

13. 变得痴呆

心理不健康的老年人，患老年痴呆症的概率会更高。专家预言，老年性痴呆将成为21世纪最可怕的老年病。

这些负性心理并不是每个老年人都有的，如果退（离）休后的老人能够像重视锻炼身体一样重视克服因退（离）休而出现的负性心理，培养积极的乐观情绪、健康的心理，不但对健康有益，而且会生活得更有意义、更充实。

四、不良情绪影响老年人心身健康

不良情绪是指一个人对客观刺激进行反映之后所产生的过度体验。无论人们对客观刺激抱有什么态度，自身都会直接体验到，体验是情绪的基本特征。对于同一个刺激，不同的人可能会产生不同的体验，即使是同一个人对待同一个刺激，在不同的时间、场合也可能产生不同的体验。客观刺激满足了我们的需要，我们就会产生积极正向的情绪体验；客观刺激没有满足我们的需要，我们则会产生消极负向的情绪体验。

1. 影响老年人心理健康的不良情绪

影响老年人心理健康既有内部因素（如衰老和疾病及各种不良情绪等），也有外部因素（如环境变化及精神创伤等）。

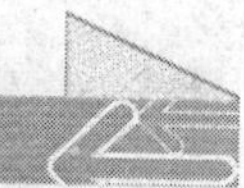

(1)衰老和疾病:老年人体力和记忆力都会逐步下降,从而引起一系列生理和心理上的退行性变化。这种正常的生理变化也会严重影响老年人心理健康,并带来诸多身心不适和痛苦。在衰老的基础上若再加上疾病,有些老年人就会产生忧愁、恐惧心理。

(2)环境变化:最多见的是周围环境的突然变化,以及社会和家庭人际关系的影响,老年人对此往往难以适应,从而损害老年人心理健康,加速衰老过程。

(3)情绪和情感:随着老年人生理功能的退化和健康状况的衰退,离退休后脱离了原有的工作岗位,家中子女又逐渐独立并成家立业,老年人的生活环境和角色地位发生了较大改变。因此,老年人的情绪和情感也呈现出新的特点,如过分关心健康以致产生疑病心理,或者出现孤独空虚、消极悲观等不良情绪等,都会对老年人心理健康产生一定影响。

(4)精神创伤:有调查表明,精神创伤对老年人的生活质量、健康水平和疾病的疗效有重要的影响。有些老年人因此陷入痛苦和悲伤之中不能自拔,久而久之必将有损心理健康。

2. 不良情绪对人体的作用机制

"情绪"一词人人皆知,不良情绪对身体有害也人人熟知,不良情绪可使人思维紊乱、思路阻塞,尤其在愤怒状况下的情绪会使人出现错误的行为。不论是突发的或长久的不良情绪,都会干扰人体正常生理功能。

(1)紧张、焦虑的情绪会使心率加快,体表和一些内脏小动脉收缩,加大了外围对血流的阻力,从而导致血压增高,所以人在愤怒时血压明显升高。因此,持久的紧张情绪是导致高血压的重要因素。

(2)紧张、焦虑的情绪会使呼吸次数明显增加,有时会使呼吸节律不规则,突然受惊吓还会出现呼吸暂停现象。暴躁、愤怒时呼吸加深,恐惧时呼吸变浅,抑郁时呼吸往往浅表缓慢。这些变化都程度不同地影响到氧的吸入和二氧化碳的呼出。有的会引起头痛、头晕等现象,甚至晕厥。

(3)紧张、激动、生气时会明显地影响胃液分泌,胃液酸度增高,胃蛋白酶含量下降,食欲减退,甚至没有食欲;过度紧张会使胃蠕动加快甚至痉挛疼痛;压抑、悲哀、沮丧时胃液分泌减少;极度紧张、恐惧会使肛门括约肌松弛而致大便失禁。

(4)人在兴奋、激动时,骨骼肌小血管扩张,耗氧量增加,使肌肉收缩力增强。

(5)情绪过度紧张,激动会引起人体内分泌的一些改变,以及机体其他方面的变化。生理功能决定着人体新陈代谢的过程,关系着全身各系统、器官、组织的功能状态。不良的情绪会扰乱人体正常生理功能,导致机体平衡失调,影响防御功能、免疫功能正常发挥作用,导致疾病的发生和发展。

为此,注重自我心理调节,保持良好的情绪,是健康的根本保证。

3. 中医“七情”引起老人心理变化

中医学提出“情志所伤、首伤心神”,喜、怒、忧、思、悲、恐、惊七种情绪变化,高度概括了精神性致病因素。“七情”直接影响着人们的心理变化,从而引起生理功能变化,引发功能性或器质性疾病,如一怒之下脑卒中,一惊之下精神失常等意外情况发生。

“七情”属五脏时称“五志”，即喜、怒、思、悲、恐，将忧合于悲，惊合于恐。“七情五志”中医简称为情志，人对事物情感上的变化即情志的变化。中医学认为，情志分属五脏，“心在志为喜、肝在志为怒、脾在志为思、肺在志为悲(忧)、肾在志为恐(惊)”。不难看出心神不宁则波及他脏，“七情”失度，心理失衡，难免成为精神性致病因素之一，精神上刺激强烈，超越了心理承受能力，就会引发疾病的发生、发展和影响预后。人在有病期间如若心情不好，悲观失望会加重病情，中医学认为这与肝郁气滞、气机失调有着密切关系。如若乐观，对战胜疾病充满信心，对病情好转会有明显作用。

尤其老年人多数程度不同的身患一种或几种慢性疾病，即使身体健康，如若不注意调理，遇事不舒心、遇逆境消沉，心理上不能自我解脱，将会给自身带来许多烦恼和身心疾病。

4. 老年人摆脱不良情绪的方法

“天有不测风云，人有旦夕祸福”，生活中遇到不愉快和艰难的事情在所难免。长期的不良情绪对机体各系统的功能运转极为不利，劣性刺激还是导致癌症的诱因。对摆脱不良情绪，心理学家提出了以下七点。

(1)针对问题采取相应的行动，即设法消除消极情绪的根源。

(2)对事态加以重新估计，不要只看坏的一面，也要看到好的一面。

(3)提醒自己，不要忘却在其他方面取得的成就。

(4)不妨自我犒劳一番，譬如去逛街、逛商场、去酒楼美餐一顿，听歌赏舞。

(5)思索一番，怎样避免今后不再出现类似问题。

(6)想想还有许多处境不如自己者。

(7)将自己当前的处境和过去比较一番，往往会蓦然悟到“知足常乐”。

五、心理健康是长寿的重要基础

心理健康已日渐成为人们的话题，如今长寿也被更多的人所关注。长寿是以心理健康为基础的，有许多数据可以说明这个问题。

1. 心理健康是巴马人长寿的重要因素

广西巴马瑶族自治县为“世界第五长寿之乡”，近有许多专家在这里进行了整群抽样调查，调查了 80 岁以上的老人 267 名，除教育、饮酒、抽烟、睡眠、感觉、社会活动等基本项目外，共同点是大多数老人活泼、健谈，喜欢与客人、儿女谈古论今。他们也与世无争，待人诚恳。巴马长寿研究所所长陈进超的结论：“除了遗传和环境因素之外，良好的心理健康、和谐状态也是他们长寿健康的重要因素。”

2. 所谓“癌症治疗的医学奇迹”

有个故事说一说，有两个病人同去医院检查身体，一个查出患胃癌，一个查出患胃溃疡。被查出患胃癌者觉得死期将至，因此心如死灰，病情迅速加重，很快一命呜呼。而被查出患胃溃疡者因为觉得身体无大碍，心情顿觉轻松，病情也得到了缓解。一次他去复查，医生惊呼他创造了“癌症治疗的医学奇迹”，他这才知道自己原来得的也是胃癌，上次医生将

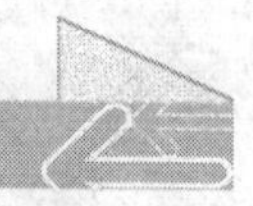

他的检查结果弄错了。惊愕之后他大彻大悟,依然保持乐观态度,积极治疗和生活,继续创造新的"医学奇迹"。

国外也有许多类似的报道,我们研究认知这些,就是为了活得好些再好些。

3. 心理健康的前提是情绪稳定

所谓心理健康是指在心理、智慧及感情上,在与他人的心理健康不相矛盾的范围内,将个人的心境发展成最佳的状态。这种状态也可称为心态和谐。其主要标志是情绪稳定,心境达观,意志统一,目标明确,热爱生活,积极学习,适应环境,和谐人际。

情绪稳定应当是心理健康的前提。人要不受外界的各种干扰不大可能,就是修炼的僧人也不见得能够完全做到这一点。人往往会因各种原因而变得情绪不稳定,喜怒哀乐忧悲思恐,多多少少要干扰人的意志。从中医理论的角度讲,七情六欲对人的脏腑都有相应的伤害,因此而衰减寿命也是情理之中的事了。我们虽然不可能完全不受情绪的影响,但可以学会控制情绪,尽可能地保持情绪稳定。

有一个哲学故事,一个脾气很坏的男孩,他父亲给了他一袋钉子,告诉他,在他每次发脾气或是想与人吵架的时候,就在院子的篱笆上钉一根。第一天,他钉了37根,后面越来越少。他父亲告诉他,哪一天若不发脾气,就拔1根钉子。他发现,控制自己的脾气实际上比钉钉子容易得多。这个故事告诉我们的是要交朋友,不能伤害朋友,其实也是我们做到情绪稳定的借鉴。

情绪稳定了,凡事能看开想通,就可以做到与世无争了,心境达观也就顺理成章的能做到了。

4. 心理健康的人意志也是统一的

无论是谋事，还是成业，还是持家，不可朝三暮四，经常变换花样。由于意志的统一，目标也是明确的了。人们一般不把意志和目标放在这里，作为心理健康的标志来探讨。其实反过来看，如果意志不统一，目标不明确的人哪能心理健康，或是心态和谐呢？

心理健康的人也是热爱生活的人，他会因此而积极学习各种知识、技能、理论，以及做人的方法和准则。

无论顺境还是逆境，心理健康的人都能努力适应环境，并想法改造环境，对是非善恶鉴别很清，人际关系也很好。他具有正确的自我意识，能够全面正确地了解自己与他人的关系，能够自我评价，自信乐观，有自己的生活目标，并为此而努力。

六、良好的心理性格是健康的金钥匙

据学者们长期观察、统计，人的自然寿命应当在100～175岁。人的生长发育期为20～25岁，其年龄应是它的5～7倍。显然人的实际年龄与自然寿命相距甚远，故追求天年推迟衰老，健康长寿便成为历代人们的夙愿。虽然关于衰老机制的学说不断提出，但迄今尚无一种公认的定论。国内外学者经长期的调查研究，找出了长寿者一些共性的规律特点，如饮食、锻炼、环境、生活方式……其中最重要的一条是：心理健康。有关专家分析其共同因素为：心理性格、饮食营养、环境、劳动及微量元素等，其中心理性格因素居首位。

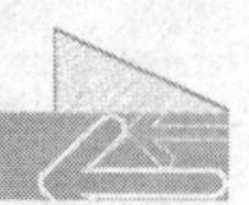

1. 试验证明心理状态影响健康

美国学者为研究心理状态对人体健康的影响，做了一个简单试验：将一些玻璃试管插在水和冰的混合物里，然后收集人在不同情绪下的“汽水”。结果发现：当人心平气和时，呼出的气变成水后澄清透明，无色无杂质；悲痛时，“汽水”中有白色沉淀；悔恨时“汽水”中有蛋白色沉淀；生气时有紫色沉淀。把人生气时呼出的“气水”注射在大白鼠身上，几分钟后大白鼠就死了。分析认为：人生气时，生理反应十分剧烈，分泌物更具有毒性。本试验竟与我国中医的悲伤肺（肺属白色），怒伤肝（肝属青色）巧合。专家预言：进行大规模的群众性心理健康教育，将会使心脑血管病死亡率和肿瘤发生率明显减少。忠告朋友：保持心理平衡，精神愉快，既有防治疾病的作用，又有益于健康。健康的身体寓于健康的精神，愉快而充满活力的精神，对人的身心健康起着非常重要的作用。

2. 美好的心情比良药更治心病

我国长寿保健谚语有：笑口常开，青春常在；遇事不恼，长生不老。一种美好的心情比良药更能消除心理上的疲惫和痛楚。强烈的精神刺激会引起交感神经的高唤醒状态，导致血液中儿茶酚胺上升，从而不仅使机体处于应激状态，还使下丘脑-垂体-肾上腺皮质的神经内分泌活动功能亢进，动员机体内在潜力与致病因素做斗争。但过强的应激反应会损害机体本身，造成各种适应性病理变化，甚至导致疾病的发生。恶性肿瘤、心脑血管疾病的发病因素都与情绪活动密切相关。长期不良的心理因素可促成癌症的发生，而积极心理行动有助于癌症的预防。

心理状态良好能把血液流量的分配和神经细胞的兴奋度调到最佳状态,从而提高机体的抗病能力。人不可能“长生”,但可以通过改变不良生活方式、饮食习惯,使心理平衡等,在一定程度上做到延缓衰老,其关键就在于心理健康和日常养生。

做到心理平衡,就掌握了健康的金钥匙。如果在平时注意心理养生、心胸开阔、性格随和、心地善良,就会天天有份好心情,就会拥有一个健康、积极的生活态度。

3. 善良、宽容、乐观、淡泊是心理养生的根本

(1)善良是心理养生的营养素:心存善良,就会以他人之乐为乐,扶贫帮困;心存善良,就会与人为善,乐于友好相处,心中就常有愉悦之感;心存善良,就会光明磊落,乐于对人敞开心扉,心中轻松。心存善良的人,会始终保持泰然自若的心理状态。

(2)宽容是心理养生的调节阀:人在社会交往中,吃亏、被误解、受委屈是不可避免的。面对这些,最明智的选择是学会宽容。宽容是一种良好的心理质量。它不仅包含着理解和原谅,更显示一个人的气度和胸襟。一个不会宽容,只知苛求的人,其心理往往处于紧张状态,从而导致神经兴奋、血管收缩、血压升高,心理、生理进入恶性循环状态。学会宽容就会严于律己,宽以待人,这就等于给自己的心理安上了调节阀。

(3)乐观是心理养生的不老丹:乐观是一种积极向上的性格和心境。它可以激发人的活力和潜能,帮你解决矛盾,逾越困难。而悲观则是一种消极颓废的性格和心境,它使人陷入悲伤、烦恼、痛苦之中,让人在困难面前一筹莫展,严

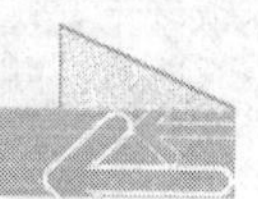

重影响了人们的身心健康。

(4)淡泊是心理养生的免疫剂:淡泊是一种崇高的人生境界和心态,是人生的追求在深层次上的定位。有了淡泊的心态,就不会在世俗中随波逐流,追逐名利,也不会对身外之物得而大喜,失而大悲,更不会对世事他人牢骚满腹,攀比嫉妒。淡泊的心态使人始终处于平和的状态。保持一颗平常心,一切有损身心健康的因素都将不战而退。

七、内心积极向上是身体健康的良药

中医学认为,异常的情志(精神压力过大)就是疾病,是未病之病。因为精神、情绪的压力所造成的经络堵塞、气血损耗比“外邪”对身体的伤害要严重得多。

当人处在紧张状态时,肾上腺皮质激素分泌增加,脂类物质在动脉内壁沉积率将会是心情平静时的数倍甚至数十倍。气急所形成的气血瘀结,数分钟内就能将一个健康人心血管的动脉痉挛闭塞到100%而置人于死地。

人真的能被气死。研究表明,愤怒的确会导致心脏突然停止供血而引发心源性猝死。《三国演义》中诸葛亮“三气周瑜”“骂死王朗”,都是通过激其动怒而置周瑜、王朗于死地的。

1. 巴甫洛夫说,保持心理健康是极其重要的

世界卫生组织将心理平衡作为健康四大基石之一,足见其重要性。

生理学家巴甫洛夫说:“忧愁、顾虑和悲观,可以使人得病;积极、愉快、坚强的意志和乐观的情绪,可以战胜疾病,更可以使人强壮和长寿。”因此,保持心理健康,对于促进和

维护身体健康是极其重要的。

一个人内心积极向上，情绪乐观，气血就能在全身畅流，经络不会堵塞，不会过量地损耗元气，人就不会生病。相反，一个人情绪消极，悲伤、恐惧、生气，就会损失更多的阳气，气血滞留在身体某处，身体会在不知不觉之中虚弱下来，如与湿浊混在一起，就会形成囊肿，再长期得不到缓解，最终会形成肿瘤。

自古就有善良、心宽是健康良药之说。

2. 达尔文说，善必寿长

现代医学发现，人的最大精神隐患莫过于心胸狭隘和私心欲念太多以至于精神散失。美国匹兹堡大学的医学专家用了 8 年的时间跟踪调查表明：不善良的人命短，在这种人的心目中唯有自己。

俗话说"莫以恶小而为之"，凡事总琢磨别人，尽干损人利己甚至损人不利己的事，心情长期处于憋闷状态，损耗元气容易导致阴阳失调，增加患高血压、心脑血管病、癌症等疾病的概率，直接影响到生活质量和寿命。历史证明，人得意一时不可能得意一世，任何人首先都要学会做人，如心术不正，喜欢算计别人的人，四处树敌，到头来吃亏的是自己。

所以，做人要拥有一颗善良的心，能相聚是缘分，现在提倡双赢、多赢，大家好才是真的好。君不见古今中外长寿者，其共同点都是心胸宽阔、乐观开朗、心地善良、为人随和、勤劳知足、顺应自然、品行仁善、淡泊名利、与世无争。

3. 心理学家说，性格决定命运

瑞士心理学家荣格说："性格决定健康。"因为性格决定心态，心态决定健康，所以说性格与健康及疾病有着密不可

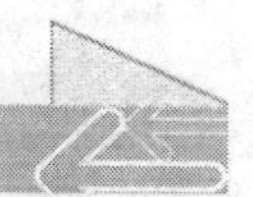

分的关系。

就像血型分A、B、O型一样,人的性格也分为A、B、C、D 4种。A型性格的人争强好胜,有很强的时间观念和上进心,力求占据领导者的地位,这种人的心理压力大,容易紧张、激动,患高血压和心脑血管疾病的风险是普通人的2～3倍;C型性格的人在人际沟通中总是忍气吞声,压抑情绪,这样的人容易得癌症;D型性格又称"忧伤人格",最明显的是消极忧伤和孤独压抑,这些正是心脑血管疾病的危险因素;B型性格的人,很满足现状,知足常乐,生活张弛有度,没有大的情绪波动,这类人进入"寿星"行列的概率最高。

4. 爱尔马说,愤怒严重危害健康

俗话说:"病是吃出来的,恼是想出来的,气是比出来的。"研究显示,正确的攀比能成为促进人奋发图强的动力,但一味地攀比会越比越生气,有害健康。

那些因朋友进步比自己快或变得比自己富有而愤愤不平又有失落感的人,患心脏病、消化性溃疡、高血压等疾病的风险更高。在现实生活中,爱妒忌别人和爱生气的人确实很难健康,更难长寿。

美国生理学家爱尔马教授研究发现,人生气10分钟耗费掉的精力不亚于参加一次3 000米的赛跑。当一个人感到愤怒时,他全身的肌肉、汗毛、血糖、心率、呼吸频率、肠道,甚至手指头的温度都会发生反应。肾上腺素、血管紧张素等应激激素的分泌使血压瞬间上升,很容易出现脑出血、心肌梗死,严重危害人的健康。爱尔马发出了"生气等于自杀"的警告。古人有"养心在静"之说。"静"就是不动肝火,不发脾气,不自寻烦恼。人要有不妒人有,不笑人无,不事事与别人争高低的良好心态和“可喜不太喜，可忧不太忧”的胸怀。

在生活中要学会大事讲原则，小事不计较，多宽容、少结怨，人就自然身心健康。

求，只会导致无休止的烦恼。而在性格上的开朗乐观，修养上的随遇而安，生活上的知足，观念上的顺其自然，快乐将伴随其一生。

八、有了心理平衡才会有生理平衡

人老疾病缠身，与免疫力降低有关，诸如肿瘤、糖尿病、慢性肝肾疾病等。可见，增强免疫力对预防老年性疾病有多么重要。人的神经系统、内分泌系统与免疫系统的功能活动是相互储存又相互制约的。神经系统通过各种神经对免疫器官起着支配作用。神经系统、内分泌系统和免疫系统之间任何一个环节出了毛病，都会影响到机体的免疫力。可见，注重心理调节和心理免疫是重中之重。

（一）心理失衡产生的原因与表现

老年人心理失衡既是老年人的生理现象，也是一种病理现象，持续时间长短因人而异。据 306 例统计，持续时间短则 2 个月，长则 4～5 年。随着环境的适应和新的精神寄托，心态逐渐趋于新的平衡，症状消失。多数人不需要药物治疗，适当的心理护理和疏导即可在短时间内恢复正常。对症状严重且持续时间长的患者应予适当的心理、药物治疗。

老年人心理失衡综合征发生原因较为复杂，但均与心

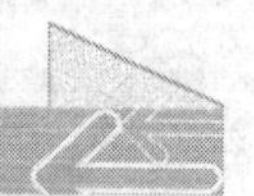

理状态和心理素质有关。良好的心理素质和稳定的心理状态,可以提高机体免疫能力,益于身心健康,延年益寿,促进智力开发和防止过早衰老。长期的心理失衡则可导致生理上及心理上的障碍,甚至疾病的发生。退休人员由于环境的突然改变,从几十年紧张有序的集体活动突然转为松闲、单调的家庭生活,心理上暂时不能适应,心态发生变化。从客观规律讲,老年人在智力、体力、生理、情绪、兴趣、性格等方面都发生变化,表现为情绪不稳定。由于生理上的退化,社会角色和人际关系,以及经济社会地位的改变,加之自身的衰老,常产生失落感、孤独感、寂寞感、被抛弃感、老朽无用感,甚至由于家庭不和,经济收入降低或慢性疾病的折磨而产生厌世感,严重影响着老年人的心理平衡和身心健康。

(二)心理调节和心理免疫是重中之重

要帮助老年人正确地认识人生价值、社会经济地位变化的必然规律及人的生理现象等,引导他们起居有常,饮食有节,掌握防病知识,正确处理人际关系,开展有益的活动,适应退休后的环境,尽快寻找新的乐趣和精神寄托,平安度过心理失衡阶段。

1. 心理平衡比其他一切因素都重要

心理平衡是最关键的一条,比其他一切因素都重要。因为,心理平衡的作用超过一切保健措施的总和。世界卫生组织指出,生理、心理、社会人际适应的完满状态才是健康,心理健康,生理才能健康,古人说,“恬淡虚无,真气从之;精神内守,病安从来”,就是这个道理。谁会自我调节,心态健康,谁就拥有一个健康的身体。

人们常说，心理平衡的人就等于掌握了调节健康的钥匙，掌握了生命的主动权。譬如，一个人肥胖、高血压、胆固醇高，但心理平衡；另一个人不胖、血压不高，但心理不平衡，情绪很恶劣，经常发怒、着急。请问哪个更健康呢？结论是肥胖的、血压高的，不整天着急的。

要健身先要健心。例如对待癌症，病人保持良好的心理状态，就是最好的抗癌方式。对任何疾病都是如此，心理的力量非常非常强大，强大得让人不可想象。医生使用一种暗示疗法作用非常大。什么是暗示作用呢？比如，胃大部分切除的病人疼得不得了，医生说我给你打针，打吗啡止疼，一打就好了。其实打的是生理盐水。开刀有半尺多长的刀口多厉害，打上生理盐水，告诉他是吗啡，48%的人完全不疼；你就真打吗啡，只能95%的人不疼，还有5%的人不管用。这就是暗示催眠的作用。

2. 心理平衡是老年人长寿的内因

有了心理平衡，才有生理平衡，才有神经内分泌系统的协调，才有脏腑生理功能的正常。医学研究表明，除了饮食起居外，情绪的好坏与人的健康密切相关。当人遇到精神压力而处于紧张、愤怒、焦虑等不良的心理状态时，都会引起生理上的异常改变。若时间较长，反复发生，便可能由功能性改变逐渐演变成器质性损害。有关专家对千余例脑卒中病人的调查发现，75%是由于心理因素而诱发，尤以愤怒居首位。

心理学认为，愤怒是一种不良情绪，是消极的心境，它会使人闷闷不乐，低沉忧郁，进而阻碍情感交流，导致内疚与沮丧。有关医学数据显示，愤怒会导致高血压、溃疡病、

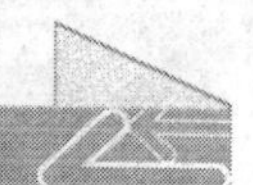

失眠等。据统计，情绪低落，容易生气的人患癌症和神经衰弱的可能性要比正常人大得多。同病毒一样，愤怒是人体中的一种心理病毒，会使人重病缠身，一蹶不振。

控制自己的愤怒情绪就是锻炼自己心理平衡的能力，培养自己的忍耐力和毅力。当你认识到愤怒不是人的本性时，你便会自觉地选择精神愉快，而不是愤怒。

3. 保持心理平衡必须做到三句话

人们应学会自我调控和驾驭情绪，理性应对各种刺激，养成不以物喜、不以己悲、乐观开朗、宽容豁达、淡泊宁静的性格。有了心理平衡，才有生理平衡，才能延缓大脑和免疫系统的老化。保持稳定平衡的心态可以概括为三句话：正确对待自己，正确对待他人，正确对待社会。也就是说，一方面要正确对待自己，不要居功自傲，也不要妄自菲薄；另一方面，正确对待他人，正确对待社会，永远对社会存有感激之心。

“冰冻三尺，非一日之寒”，保持心理平衡需要科学理论与生活实践的长期磨炼。“生活方式决定健康”。只要按照科学规律生活，就能健康享受每一天，实现个人幸福，家庭幸福，社会幸福。

九、有利于健康长寿的心理因素

美国根据一项对 1 500 名 1910 年左右出生的人进行的长期跟踪调查发现，人们的 10 个心理因素有利于健康长寿。

1. 经常参加社交活动

多数老年人性格变孤僻，不愿与人交往。这会使烦恼增加，加速身体衰老。如果像蚂蚁一样成群活动，平时多与人接触、谈心，可使自己身心愉悦。经常与亲朋好友联络，在交往过程中给予他人帮助，有益长寿。如果你朋友不多，建议多参加社会组织或者志愿者工作。

2. 爱操心不是坏事

如果你是个爱操心的人，那或许是件好事。很多实例证明适当忧虑有益健康，尤其是对于男性而言。当你为某件事担忧的时候，自然会考虑可能会出现的各种情况，并且制订相应的预案。这时候，操心就会有益无害的。

3. 莫把宠物当成最好的朋友

养宠物的确有益健康，但是宠物毕竟无法代替人与人之间的接触。研究发现，养宠物的人并不比其他人群更长寿。相反，以宠物取代人际交往的人寿命更短。

4. 选择自己感兴趣的活动

尽管健身有益，但研究发现，一些长寿者在二十多岁的时候并不怎么锻炼，反而是通过多做自己感兴趣的事，让自己活动起来更能长寿，如种花、种菜、做木匠活等。

5. 防止过度乐观

过度乐观的人往往没有那些小心谨慎的人细心。为了保持健康，小心谨慎的人更懂得自我防护，更少从事高风险活动，如抽烟、酗酒、吸毒或者飙车等。这些人也会远离有不良嗜好的人群。

6.“好压力”有益健康

如果你讨厌所从事的工作，那么工作压力就是有害健康的“坏压力”；如果你热爱自己的事业，因力争在事业上有所成就而产生的压力，就是有益健康长寿的“好压力”。关

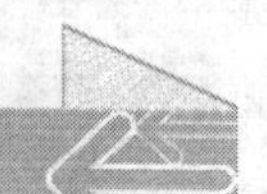

键一点是，工作必须是你的最爱，而且能让你产生成就感。

7. 心情舒畅

要保持一颗童年之心。对老年人来讲，恢复到童年的心理状态，抛开烦恼，做个顽童，可使心情舒畅，大脑细胞负荷减轻，能够增强身体的免疫功能，自然就少得病。愉快、乐观和稳定的情绪，会使人的生理功能增强与心理功能的和谐，增强人的抗病能力。情绪的稳定意味着中枢神经系统处于相对稳定的状态，有利于身心健康和长寿。

8. 心理的稳定

社会环境的稳定及心理的安全感会使人们的情绪稳定和愉快，老年人和美的家庭生活是长寿和保持心理愉快的基本条件。对于老人和子女而言，家庭成员之间的心理兼容、适应、乐观和协调，则与家庭和睦是分不开的。

9. 自我满足与调整

老年人在退休后的生活中，应该学会自我的心理调整，学会乐观的考虑和看待问题。总之，注重现实，面对未来，相信自己和随遇而安的心境是非常必要的。

10. 人际关系的良好适应

人在生命的历程中，由于生活与工作的需要，往往会与不同的人产生各种各样的人际关系。然而大千世界，每个人的个性不同，要处理好人际关系，要健康长寿，应学龟柔，与人和睦相处，不应为一些小事而动怒。常与人争，动肝火，易患高血压。要“失之泰然，得之淡然”，这就需要坚强的意志和适应能力。在长寿老人中，绝大多数老者有较好的人际适应和随遇而安的心境。

十、中外百岁老人养生长寿之道

(一)我国十大名人的养生长寿之道

邵逸夫、钱学森、季羡林、贝聿铭、吴清源、周汝昌、南怀瑾、吴冠中、侯仁之、吴阶平，这 10 个响亮的名字，是值得尊重的长者，更是 10 位养生长寿的榜样。以下介绍这 10 位知名寿星的生活点滴。

1. 十位名人的养生之道

(1)形神兼养：在养生过程中既要注重形体养护，更要重视精神心理方面的调摄，正所谓“形神兼养”“守神全角”和“保形全神”。

(2)动静结合：现代医学主张“生命在于运动”，中医也主张“动则生阳”“静则生阴”，相互作用，才能实现“动中取静”“静中有动”，实现“不妄作劳”。

(3)神养：包括精神心理调养、情趣爱好调养和道德质量调养等方面。多涉及中医文化、宗教文化和民俗文化的内容。

(4)行为养：养生图包括衣、食、住、行和性生活等生活起居行为调养。

(5)气养：主要为医用健身气功的“内养功”。多涉及中医文化、宗教文化和武术文化内容。

(6)形养，主要包括形体锻炼及健身活动。多融合了自然养生文化和武术文化内容。

(7)食养：为中医养生之术的主要内容之一，其应用范

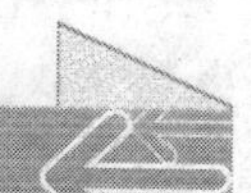

围较广，适应人群也较多。主要内容为养生食品的选配调制与应用，以及饮食方法与节制等。内容包括医、药、食、茶、酒，以及民俗等文化。

(8)药养：主要内容为养生药剂的选配调制。其制剂多为纯天然食性植物药；其制法也多为粗加工调剂；其剂型也多与食品相融合。因此，中医常有“药膳”之说。

(9)术养：是以上养生之术以外的一种非食非药的养生方法，即利用按摩、推拿、针灸、沐浴、熨烫、磁吸、器物刺激等疗法进行养生。主要涉及医药文化。

(10)顺其自然：体现了“天人合一”的思想。强调在养生的过程中，既不可违背自然规律，同时也要重视人与社会的统一协调性。正如《内经》主张：“上知天文，下知地理，中知人事，可以长久。”

2. 十大长寿名人的日常养生秘方

◇邵逸夫：工作就是乐趣。享年 102 岁。1907 年出生，掌管香港无线及邵氏两大娱乐王国。

邵逸夫说：“我的最大乐趣是工作，只有保持工作才能长寿。”他年轻时每天晚上只睡 5 小时，中午小睡 1 小时，其他时间都在工作。甚至到古稀之年，仍坚持每天工作 16 个小时。

◇钱学森：四菜一汤就挺好。享年 98 岁。1911 年出生，著名科学家。在饮食方面，钱老没什么讲究。在书信集里，他说“四菜一汤就挺好”。听音乐是钱老主要的休闲养生方式，他认为，音乐给了他慰藉，也引发了他幸福的联想。

◇季羡林：“三不”养生法。享年 98 岁。1911 年出生，中国著名文学家、语言学家、教育家和社会活动家、翻译家、散文家，精通12国语言。季老的活动日程总是排得满满的，没有一个好的身体，实在是难以胜任的。精力充沛、身体顽健的季老有自己独特的养生之道：不锻炼，不挑食，不嘀咕。

◇南怀瑾：静以修身。享年91岁。1918年出生，国学大师。南怀瑾养生很重视一个“静”字，他说：“世界上的人们拼命消耗能源和资源，拼命追求享受，等于在加快消耗生命。所以，保持健康长寿，必须要学会‘静’”。

◇贝聿铭：思考让人不老。享年92岁。1917出生，建筑大师。新华社记者说：“像贝老一样，八九十了，还在不辞辛苦忙碌工作的不多。”贝老笑称“我就是个劳碌命”，但也许这正是他不老的秘诀。

◇吴清源：一生求“中”。享年95岁。1914年出生，围棋大师。吴清源的自传书名叫《中的精神》。他解释，“中”这个字，中间的一竖将口字分成左右两部分，这左右两部分分别代表着阴和阳。而阴阳平衡的那一点，正好是“中”。

◇周汝昌：很喜欢吃红烧肉。享年91岁。1918年出生，著名红学家。俗话说有钱难买老来瘦。周老一直比较清瘦，从来不称体重，也很少上医院。周老很喜欢吃红烧肉，但吃得不多，而且炖得很烂。

◇吴阶平：坚持写日记。享年92岁。1917年出生，著名医学家。只要身体条件允许，吴老每天必写日记，家里书柜专有一个放日记的格子，按年份摆放得整整齐齐。吴老每天五点半就起床，午间小憩，晚上10点就寝，生活极规律。

◇侯仁之：爱徒步旅行。享年98岁。1911年出生，历史地理学家。侯仁之擅长长跑，长年坚持运动，跑得动时跑，跑不动时散步，后来身体不是很好，但天气好的时候，就

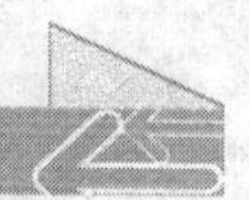

让护理人员推着他到北京大学未名湖走一圈。

◇吴冠中：勤思考多看书。享年91岁。1919年出生，著名画家。吴老的生活规律是上午看点书，下午画点画，偶尔接待客人。“年纪大了，主要是思考一些新的想法。”虽然已经91岁了，但他仍然保留了年轻时的骄傲和尖锐。

（二）十名百岁开国将军的长寿之道

在1000多位开国将帅中，活到百岁的有十几位。身为将军而又寿至百岁，实属凤毛麟角。正因如此，大家对他们的生平事迹和养生之道，都怀有浓厚的兴趣。

◇吕正操：开国上将，享年106岁。吕正操是在世时间最长的开国上将。他打网球到90多岁，打桥牌到97岁，游泳到98岁。吕正操的夫人曾经这样概括他的养生之道：“读书、打桥牌、打网球，是吕正操晚年保持体力、脑力的3个有力招数。”

◇萧克：开国上将，享年102岁。萧克退休后，开始从事文学创作。他的长篇战争小说《浴血罗霄》在1991年获得第三届茅盾文学奖。“文武双修、德才兼备、淡泊明志、宁静致远”这16个字，大致可以概括萧克将军的养生之道。

◇孙毅：开国中将，享年100岁。孙老把自己的养生之道概括为：基本吃素，坚持走路，精神宽舒，劳逸适度。除此之外，他还总结出一些健身名言，例如：“吃苦是福，吃亏是福”“腰包无钱，睡觉香甜”“健康长寿，始于足下”“健康生快乐，快乐生健康”“不戴乌纱帽，精神更活跃”。

◇陈锐霆：开国少将，享年105岁。陈老曾用一首四言诗表达自己的生活态度和养生之道：“自寻乐趣，不找麻烦；

找点事做，忙比闲好；坚持锻炼，动能抗老；对党无愧，检点怀抱；死后献尸，医学解剖”。

◇吴西：海军开国少将，享年 105 岁。吴老自诩“四迷”：读书迷、钓鱼迷、台球迷、跳舞迷。“人生的一切烦恼，都在舞墨娱诗的生活中化解了”！

◇童陆生：开国少将，享年 103 岁。童老曾被评为“全国健康老人”，他把自己的养生之道概括为“三乐”：心宽为乐、读书为乐、助人为乐。

◇陈波：开国少将，享年 102 岁。抗战时期，陈老不幸失去了左臂，双腿残疾。虽然历经磨难，陈老依然笑对人生。他曾说：“人得有点精、气、神！我可以没有左臂，也可以没有双腿，但不能没有精神，不能没有追求。要勇敢地面对人生的磨难，畏缩不前就会死路一条！”

◇曹广化：开国少将，享年 100 岁。曹老一生阅历丰富，淡泊名利。在个人志向上，他崇尚“淡泊以明志，宁静以致远”的境界。在个人品格上，他追求“寒不减色，暖不增华”的修养。在日常生活上，他喜欢“青菜萝卜糙米饭，瓦壶天水菊花茶”的朴素。他还说：“自己一生既无防人之心，也无害人之意，亏盈皆不言表。”

◇阎捷三：开国少将，享年 102 岁。阎老把自己的长寿之道总结为 3 条：坚持运动，既包括身体锻炼，也包括脑力锻炼；注意营养，多吃杂粮和蔬菜；心情舒畅，这是最重要的，笑一笑，十年少！

◇魏天禄：海军开国少将，享年 103 岁。魏老将自己的养生之道归纳为“精神”和“物质”两个方面。关于精神方面，魏老说：“人的一生要有所追求，而精神追求是第一位

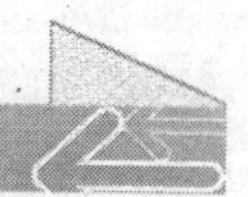

的。有了精神追求，人的思想就不会空虚，事业也就有了‘恒动力’。”关于物质方面，魏老说：“我把自己的物质生活归纳为‘衣食简单，生活简朴’8个字。生活上有一个基本的保障就行了，粗茶淡饭养生，衣着干净就行，奢华换不来长寿。”

（三）美国百岁老人长寿秘诀

生活习惯是决定寿命的重要因素。美国雅虎健康网近日载文，介绍了7位百岁老人的长寿秘诀。

◇鲁思·施密特·克莱默，享年103岁。她每天外出呼吸新鲜空气。鲁思大学毕业后做了一名体育老师，坚持运动，有时还喜欢打打牌练练脑。她每天都坚持外出呼吸新鲜空气，让自己感到精神焕发。她喜欢与人交往，通过邮件与家人和朋友保持密切的联系。饮食方面，她从不挑食，什么都喜欢吃一点儿，偶尔喝点葡萄酒，最爱吃花生酱。

◇弗兰·戴斯尼格·马奎斯，享年101岁。从来无憾事。她的人生信条是，“相信一切会更好”，珍惜时光，忘记不愉快，从来不会让自己有遗憾。她每天忙忙碌碌，坚持运动，爱做家务，爱跳舞。饮食方面，平时爱喝牛奶、咖啡，午餐吃高蛋白食物，晚餐喜欢喝鸡汤。

◇道娜·罗莎，享年103岁。学会宽恕，力求心静，原谅他人就是原谅自己，这就是她的长寿秘诀。道娜的生活离不开轮椅，但这阻止不了她成为一个棒球迷。她虽然腿脚不利索，看比赛时还是会通过大声欢呼来表达她对体育的热情。饮食方面，平时只喝低糖咖啡，最爱喝西红柿汤。

◇露易丝·斯利，享年102岁。80岁也要戒烟。露易丝表示，应该保持积极的生活态度，遇事多往好处想，知足常乐。露易丝 80 岁时意识到吸烟会伤害自己和家人，坚持戒掉了烟瘾，她认为，改掉坏习惯，养成好习惯从来就不怕晚。

◇比尔·法兰克，享年 103 岁。听医生的话。比尔每天都会到健身房锻炼身体，经常看书读报，关注股市。他认为，想长命百岁就应该有一位好医生，听从医生的话，“谨慎”饮食、多运动、不吸烟。他偶尔会喝一杯红葡萄酒，从来不吃不利健康的加工肉制品。

◇凯蒂·莫斯利，享年 103 岁。帮助别人能忘掉自己的痛苦。凯蒂在医院做志愿者长达 50 年之久。她认为，在帮助别人的过程中，也能帮助自己忘掉痛苦，没有了不愉快，整个人很轻松。忙碌的生活还能让她“吃什么食物都是香的”。

◇多丽丝·欧黛尔，享年 102 岁。夫妻恩爱，婚姻幸福。多丽丝认为，失去亲人是一生中最难过的事，但她不会因为这些遗憾的事情过于忧心忡忡，她会保持一颗感恩的心享受拥有的一切。她的感受是，夫妻恩爱，婚姻幸福对自身和后代的长寿都非常关键。她喜欢办家庭聚会、跳舞，家庭、邻里和睦才能有舒适的生活。

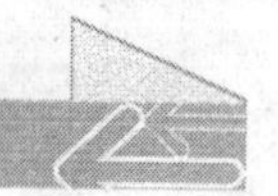

第三章　老年人异常心理的心理关怀

老年人口的快速增长，带来诸多社会问题和医学问题，特别是老年人的心理健康问题日益严重不容回避。步入老年，除了身体衰老之外，老年人的消极心理也是引发老年性疾病的主要因素。目前精神心理因素致病，已成为威胁老年人健康的首要问题。对当今各种生活方式病，预防胜过治疗，促进老年人心理健康，就成为预防各种慢性病的重要措施之一。然而，老年人对自身心理健康的关注意识并不强。

一、老年人自卑心理

随着年龄的增长，人体各器官的功能不断衰退，表现出体力减退，视力和听力降低，行动迟缓，牙齿脱落等。当老年人的自尊需要得不到满足，又不能恰如其分、实事求是地分析自己时，就容易产生自卑心理。表现为兴趣索然、性情固执、好生闷气、好发无名火，再遇上家庭琐碎之事不尽如愿，往往会火上加油。他们心烦！孩子家远、工作忙，不能常来。自己身体不好了，干不了什么，去了也是给孩子添乱。老人们觉得自己成了孩子的累赘，自卑心理使他们不得不面对孤独、失落。自卑即自我评价偏低，就是自己瞧不起自己，它是一种消极的情感体验。

1. 老年人产生自卑的原因

生活中，老年人容易产生自卑心理，究其原因主要有以下几种。

(1)生理改变：机体老化引起的生活能力下降，觉得很简单的生活小事都料理不好，从而引起自卑心理。

(2)疾病因素：疾病引起的部分或全部生活自理能力和适应环境的能力丧失，觉得拖累了身边的朋友和家人，产生无用感。

(3)角色改变：离退休后，出现角色转换障碍，这在从领导岗位上退下来的老年人身上最常见。可表现为发牢骚、埋怨，指责子女或过去的同事和下属，或是自暴自弃。

(4)家庭因素：因为家庭矛盾或者是家庭经济窘迫，觉得在街坊邻居面前没有颜面，生活没有愉悦感，因此可能诱发各种精神障碍，如神经衰弱、焦虑症、抑郁症、疑病症、恐惧症、强迫症、癔症等。

(5)不安全感：有些老年人因对外界反感、偏见而封闭自己，同时也产生孤独无助的感觉，变得恐惧外面的世界。

2. 老年人自卑心理的表现

老年人自卑是因为自己产生了一种衰老无用感。主观上觉得自己已经上了年纪，成为老人了，认为自己不中用了。殊不知，人生发展有着不可抗拒的自然规律。作为老年人却极难十分客观、坦然地接受自我衰退现象。老年人随着年龄、生活的变化，身体多病和功能衰退，对退休后的无所事事不能适应，认为自己成了家庭和社会的累赘，失去存在价值，对自己评价过低，而产生无用、消沉、悲观感，生

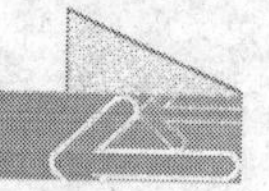

活抑郁，寡言少语，整日闷闷不乐。衰老无用感一经产生，就意味着一个人精神已经老化，失去了生活的意愿和积极性。

一个人形成自卑心理后，往往从怀疑自己的能力到不能表现自己的能力，从怯于与人交往到孤独地自我封闭。本来经过努力可以达到的目标，也会认为“我不行”而放弃追求。他们看不到人生的光华和希望，领略不到生活的乐趣，也不敢去憧憬美好的明天。

3. 对自卑老人的心理关怀

为了解决和防止老年人产生自卑心理，我们应为老年人创造良好、健康的社会心理环境，尊老敬老；鼓励老年人参与社会活动，做力所能及的事情，挖掘潜能，多鼓励他们，增加他们在生活中的价值感和自尊，从而改变原来的偏见；对生活完全不能自理的老人应注意保护，在不影响健康的前提下，尊重他们原来的生活习惯，使老年人的需要得到满足。

4. 自卑老人的自我心理调适

(1)用乐观的态度对待暮年：人到暮年丝毫没有自卑的理由，只要尽力而为就会博得众人的理解与尊重。乐观地对待一切，当一切病魔甚至癌症向您挑战时，就要像对待敌人那样，要树立战胜疾病的信心和勇气，并以科学的态度对待它，事实证明，积极的乐观主义，犹如精神原子弹，对疾病有巨大的抗拒力量。

(2)跳出个人小圈子，快乐交友：要有意识地选择与那些性格开朗、乐观、热情、善良、尊重和关心别人的人进行交往。在交往过程中，你的注意力会被他人所吸引，会感受到他人的喜怒哀乐，跳出个人心理活动的小圈子，心情也会变得开朗起来，同时在交往中，能多方位地认识他人和自己，通过有意识的比较，可以正确认识自己，调整自我评价，提高自信心。

(3)遇事无争，修养心境：人到暮年，不必和青壮年相比，遇事应避让无争，“太太平平”地安度晚年。古人说得好，“大德必得其寿”，人要有高尚的道德修养，应做到：安心处世，光明磊落，性格豁达，心理宁静，性情豪爽，不与人争强斗胜，不自寻烦恼，更不要为不快之事而大动肝火。平日心平气和，宽厚待人，没有嫉贤妒能的忧虑，心理始终是泰然自若。

(4)丰富自己的晚年生活：人到暮年，往往对生活爱好缺乏浓厚的兴趣，加之安排不当，就显得枯燥无味。丰富晚年生活，对老人健康长寿非常重要。应做到：日常生活要有规律，起居定时，要有良好的习惯。应根据自己的特点恰当地安排生活、工作、学习、锻炼、休息、饮食和睡眠等，且平时不宜过劳，劳逸要适度。琴、棋、书、画、烹调、缝纫、养殖、栽种、工艺制作、适当运动等技艺，也是老人克服自卑心理的理想用武之地，是老年保健，尤其是精神保持安乐的好方式。

二、老年人“黄昏”心理

“黄昏”心理，是老年人因为丧偶、子女离家工作、自身年老体弱或罹患疾病，感到生活失去乐趣，对未来丧失信心，甚至对生活前景感到悲观等，对任何人和事都怀有一种消极、否定的灰色心理。其通常表现为“情感消沉，精神退

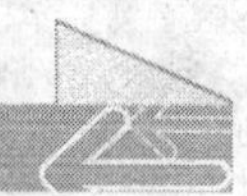

变”，是一种有害身心健康的“不安定因素”，需要通过自我调适来加以消除。

1.“黄昏”心理产生的原因

(1)由于自尊心过强，同时受虚荣心的驱使，对自己的“角色转换”想不通，因而产生消极自弃情绪。

(2)传统的养老模式，消极的心理是引起老年人“包袱累赘感”的主要原因。

(3)心理脆弱，情绪消极，情感沮丧，就会使老年人失去生活的信心。

(4)老年人有许多反常的心理，如记不得最近的事，偏记得很久以前的事；记不得快乐开心事，偏记得悲观伤心事。

(5)人老退职，告别了众多的社会活动，从“大家”回到了“小家”，一时还不能接受和适应。另外，子女不孝，与老人长期分居，也会引发孤独之感。

2.“黄昏”心理的表现

(1)冷落遗弃感：有的老年人退休后，觉得失去了工作，失去了权力，生活中没有了迎来送往的热闹，觉得不能再在职权的舞台上“操作表演”，心里便会产生萧条冷落之感，这种失落的心理缠缠绕绕，挥之不去，如同被人抛弃后那种难受。

(2)累赘包袱感：有的老年人多疑多心，思想变得愚昧，常常感到自己无能为力，不能再为家里做事，认为自己是子女的累赘和包袱，是“三饱一倒”的“废物”，觉得生活是一种折磨，是一种煎熬，因而产生悲观失望的想法。

(3)怀旧回归感：有的老年人多愁善感，留恋过去，常沉湎于对已往的追求，表现出程度不同的怀旧情结。有过多坎坷经历的老年人，其思绪会集中于过去艰辛的生活，睹物思人，愁绪满肠；有过戎马生涯的老年人，则对战争的残酷而伤感悲哀，忧心忡忡……

(4)枯燥无聊感：人到老年，身心都在发生变化，大事干不了，小事不用干，整日在“吃、睡、坐”中轮回周转。这样日复一日，心理上就会产生枯燥无聊的情感，感到生活无趣、无味。

(5)颓废无为感：有的老年人用颓废无为的心态对待夕阳生活，他们像泄了气的皮球一样——蹦不起来了。生活懒散，啥事不干，生活如坐针毡，度日如年，自己的积极形象也渐渐地消失在人们的记忆当中。

(6)黄昏末日感：有的老年人自认为临近了生命的尽头，就像天快黑了那样的冷寂，从而产生惆怅之感。还有的老年人受宿命论的影响，什么“七十三、八十四，阎王不请自己去”，不唱春之歌，反奏黄昏曲，身心陷入一种绝望的境地不能自拔。

(7)孤独寂寞感：人到老年，生活变化很大，首先是无所事事闲得慌，其次是缺乏情趣闷得慌。看着别人忙里忙外，自己又帮不上忙，心里就会烦躁，就会产生孤独感。

3. 老年人黄昏心理的心理关怀

莫忽视老年人的感受，要时刻给予老年人关心和温暖；老年人自己也要对事情看得开，保持良好心态才是硬道理。要重视精神慰老。一是在精神上敬重老年人。要尊重老年人，要倾听他们的意见，体现在“老年优先”“老人在上”等方面；二是在情感上慰藉老年人。长辈年老后，晚辈要一如既往地关心他们，使他们消除孤独感、寂寞感、失落感。老年

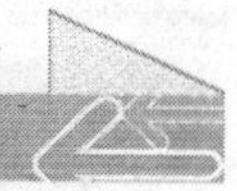

人有病时，精心护理，平时经常问寒问暖，同他们聊天、谈心，一起娱乐，消除“代沟”；三是在心理上满足老年人。体现在尊重老年人的选择和尽量顺从老年人的意愿。比如，帮助老年人实现年轻时的梦想，引导老年人培养有益的兴趣爱好，支持老年人发挥余热等。

从子女的角度来说，首先是给予老人较好的经济保障。有了一定的经济基础，老人心里也会放下一块大石头。精神上的慰藉则更为重要。多抽空看望不在一起住的老人，时不时打个电话，陪老人吃吃饭、聊聊天，让他们感觉到自己被关注、被爱。和子女一起生活有很多好处，但如果老年人觉得不开心，做子女的不要勉强他们。

［专家提醒］“黄昏”心理对老年人的生活会产生不良影响。从健康的角度讲，“黄昏”心理的老年人情绪消极，人的抗病能力就会下降，对生活会产生不良影响。还有，关门养老，困守斗室的消极养老，自然禁闭的养老方式只会越养越老。生活缺少情趣，就不能老有所乐，思想观念陈旧，就会缺乏人生追求和进取心。

此外，有一些老年人生活很低调，心境较灰暗，常常是过去的事情不提，现在的事情不做，将来的事情不想，终日无所事事，无所作为，这无疑是一种不健康的心理。心理学家认为，把老年期看作是黄昏末日，看作是生命的“悬崖”，是有害健康的。

4.“黄昏”心理的自我心理调适

(1)“丢权”变老，犹如季节转换，是人生的必然规律。

唐代诗人孟浩然有诗云："人事有代谢，往来成古今。"用平常心做好"角色退场"。

(2)老年人是人生的秋天，是成熟与收获的季节，历史上许多创大业的名人都是老年人，如孔子、孟子、恩格斯等。人们有理由甩掉那些不良情绪，进行人生二次创业，开创人生第二个春天。

(3)中医学认为，"思则气结"，过分地怀旧情绪会影响人的健康。所以，凡事都要往好处想，你可以回忆战争年代生龙活虎的场面，或打了胜仗凯旋时的欢快情景；你可以仔细咀嚼"不幸中的万幸"和"人间正道是沧桑"这两句话，这样可以冲淡你的愁绪，感到幸福的存在。

(4)对于工作来说，老年人已画上了句号，但对于整个生活来说，老年期则是一个"逗号"，是一个新的起点而不是终点。生活要有情趣，要有阳光心态，闲暇可迷于书画、痴于养花等，这样枯燥无聊之感就会荡然无存。

(5)人到老年生活更需要自信，自信是人的半个生命，退而不休，老有所为，人老精神不老，只有这样，生命的乐章才会奏出强音，生命的火焰才会越燃越旺。

(6)叶剑英曾经有诗云："老天喜作黄昏颂，满目青山夕照明。"现在，许多老年人都以"夕阳无限好，人间爱晚晴"的美好心态去拥抱晚年生活。不妨走到他们的行列中去，力所能及地再为社会发挥余热，就会感到生活的美好。

(7)老年期还有一大片生活的蓝天任人去翱翔，可以参加老年大学；去老年活动中心与新老伙伴谈心、聊天、倾诉，做一些有益的劳动；也可以做一些感兴趣的事，如收藏、书法、剪报等，让孤独慢慢淡化。

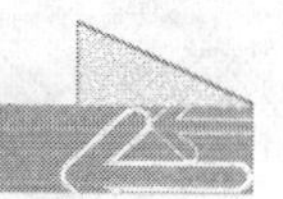

三、老年疑病症

人老了，体质下降了，各种疾病也就找上门来，再加上性格多思多虑，反应过敏，这时候老年人就会表现得疑神疑鬼，总是怀疑自己患了某种严重的疾病，但其担心程度与自己的实际身体情况很不相符，这就是所谓的疑病症。老年疑病症是以怀疑自己患病为主要特征的一种神经性的人格障碍。老年疑病症如果不能得到及时缓解和治疗，在心理上就有可能从怀疑自己有病发展为对疾病的恐惧，甚至是对死亡的恐惧，即所谓的"老年恐惧症"，这对老年人的身心健康将会产生更严重的不利后果。

从精神分析角度看，老年恐病症或疑病症倾向是一种自恋活动，从年轻时性爱指向他人到老年时转而指向自身，转向对自身的过分关切和爱怜。据研究，老年妇女的疑病观念显著多于老年男性。

1. 老年疑病症的病因

(1)认识能力下降：面对身体素质的每况愈下，有些老年人总要求自己的身体状况像年轻时一样旺盛和强壮，对那些生物性衰老、健康状况的"自然滑坡"认识不够，而对一些慢性病未引起足够重视，病情明显了才意识到，并由此产生恐病心理。

尤其是那些性格内向孤僻、敏感多疑、固执死板、谨小慎微的人，容易产生疑病症。病人往往有较强的自恋倾向，过度关心自己的身体，对周围的事物和环境却不感兴趣。有心理学家认为，疑病其实是自恋的另一种形式。

(2)敏感多疑：老年人往往多思善虑，经常把自己身上的不适与医学科普文章上的种种疾病“对号入座”，并自以为是，而表现出高度的敏感、关切、紧张和恐惧。

从根源来看，患疑病的老人往往接触过疾病的环境。例如，家庭中有人患过病，或者亲属在成长的关键时期病逝，或者在童年时家人对病人漠不关心等。这些早期的不幸经历对患者造成心理创伤，也有可能引发疑病。在一个案例中的陈女士就曾在童年遭遇过母亲因病去世、继母打骂虐待、父亲意外离世等打击。

(3)环境的刺激：外界的一些不良刺激也会加剧老年人的疑病倾向。例如，耳闻目睹自己社交范围内的老朋友或老同事患病或死亡，或参加追悼会，有疑病倾向的老年人便往往会联想到自己，因而变得忧心忡忡。

老年人经常去医院探望病人时，看到别的病人去世，总觉得别人的今天就是自己的明天，常怀疑自己患病，惶惶不可终日。

老年人患慢性病较多，家庭中的环境、气氛不和谐、劣性刺激及周围人群对自己病情的反应，哪怕一句话、一个动作、一个表情，都会引起病人惶惶不安而产生恐病情绪。

此外，在求医过程中，也会产生一些刺激，如医生的诊断失误或治疗失当，或者医务人员不恰当的言语、态度和行为，都可能促使老年人疑病症的产生。

2. 老年疑病症的表现

(1)疑病感觉：感觉身体某部或对某部位的敏感增加，进而疑病，或过分的关注。患者长时间地相信自己体内某个部分或某几个部分有病，对身体变化紧张敏感，哪怕是一

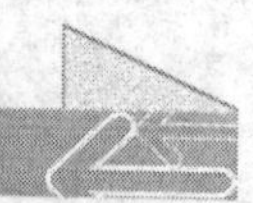

些微不足道的变化，也非常关注，并不自觉地加以夸大和曲解。

一些病人求医时对病情的诉说不厌其详，甚至喋喋不休，从病因、首发症状、部位、就医经过，均一一介绍，生怕自己会说漏一些信息，惟恐医生疏忽大意。患者的描述常常含糊不清，部位不恒定。但另一些病人的描述形象逼真，生动具体，认为患有某种疾病，病人自己也确信实际上并不存在，却还是要求做各种检查，要医生同情。尽管检查正常，但医生的解释与保证并不足以消除其疑病信念，仍认为检查可能有误。于是患者担心忧虑，惶惶不安，焦虑，苦恼。此为一种疑病观念，是一类超价观念(又叫优势观念)，带强烈的情感色彩。

(2)疼痛：病人对自身变化特别敏感和警觉，哪怕是一些微不足道的细小变化，也显得特别关注，并且会不自觉地加以夸大和曲解，形成患有严重疾病的证据。即便客观的身体检查的结果证实患者没有病变，病人仍然不能相信，医生的再三解释和保证不能使其消除疑虑，甚至病人会认为医生有故意欺骗和隐瞒行为。

疼痛是疑病患者最常见症状，约有 2/3 的患者有此症状，常见部位为头部、下腰部或右髂窝。这种疼痛描述不清，有时甚至诉全身疼痛，但查无实据。病人常四处求医辗转于内外各科，毫无结果。患者常常感到烦恼、忧虑甚至恐慌，其严重程度与实际情况极不相符，他们对自己的病症极为焦虑，别人劝得越多，疑病就越重。最后才就诊于精神科，此时已伴有失眠、焦虑和抑郁症状。

(3)躯体症状：躯体症状表现多样而广泛，涉及身体许多不同区域，如口腔内有特殊味道、恶心、吞咽困难 、反酸、胀气、腹痛、心悸、左侧胸痛、呼吸困难 ，担心患有高血压或心脏病。有些病人疑有五官不正，特别是鼻子、耳朵及乳房形状异样，还有诉体臭或出汗等。

(4)其他：老年疑病症表现还包括有焦虑、抑郁、性格孤僻、认知能力下降、敏感多疑等。老年疑病症是神经官能症的一种，属于常见的心理障碍。因此，治疗应采用以心理治疗为主，其他治疗方法为辅的策略，因症施治，从而有效地治愈此类疾病。

3. 老年疑病症的心理关怀

(1)注重心理调节：对于老年疑病症的防治，心理调节是最重要的。过度关注自己的身体是疑病者的共同特征，所以老年人首先要设法转移自己的注意，可以使自己专注于某一项工作，或者热衷于某一种业余爱好，或者多交一些朋友，倾诉情感。

(2)保持乐观开朗：疑病的痛苦发生在老年，对往事的追忆却涉及幼年的经历，这些早期经历往往构成了疑病的根源。因此，医生和病人家人应该启发老年人多回忆过往的愉快往事，回味当时的幸福体验，多设想今后美好的生活，不要让过去的痛苦和不幸笼罩和掩盖自己。帮助病人纠正自身性格的缺陷，鼓励保持乐观、开朗、自信的心态，以利于老年人克服疑病症。要培养病人树立乐观主义的情绪，以积极的态度对待生活。只有稳定的情绪，才能增进健康。倘若消极悲观，精神萎靡不振，整天无病呻吟，结果弄假成真，反而闹出大病来。

(3)建立医患互信：在治疗过程中，医生应和病人建立

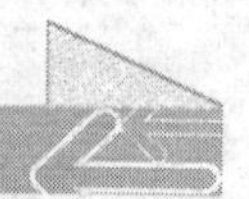

相互信赖的关系，帮助患者寻找疾病根源，解除或减轻病人的精神负担，同时尽可能避免医疗过程中不利影响的发生。除心理治疗之外，可以辅助以药物治疗，常用的药物有抗抑郁药和抗焦虑药，但是用量不宜过大，时间不宜过长。

(4)采取心理治疗：从病人的内心深处和老年人的生理特征入手，运用亲切关怀、同情而又通俗易懂的言语来说明精神与疾病的关系，实事求是地向病人解释病情，使恐惧的心理逐渐弱化，从而解开郁结在心中的疑虑。同时引导病人正确地理解医学知识，不要盲目地照搬照套，自我取意。必要时可到医院做些检查，排除顾虑，有助于病人消除疑病情绪。

另外，还要鼓励老年人积极参加体育锻炼和集体娱乐活动，培养自己多方面的爱好，寻求丰富多彩的生活乐趣和活动领域，可使老年人逐渐淡化疑病情绪。

4. 老年疑病症的自我心理调适

(1)正确评价自我健康状况：老年人普遍自我健康评价欠佳。由于老年人对健康状况的消极评价，对疾病过分忧虑，更感衰老而无用，对老人心理健康十分不利。因此，在老人身心健康的实践指导和健康教育中，应实事求是，正确评价自身健康状况，对健康保持积极乐观的态度。

(2)正确认识离、退休问题：老年人随着年龄增加，由原来的工作岗位上退下来，这是一个自然的、正常的、不可避免的过程。只有充分理解新陈代谢、新老交替的规律，才能对离、退休的生活变动泰然处之。

(3)充分认识老有所学的必要性："勤用脑可以防止脑力衰退"。老年人根据自身的具体条件和兴趣，学习和参加一些文化活动，如阅读、写作、绘画、书法、音乐、舞蹈、园艺、棋类等，不但可以开阔视野、陶冶情操，丰富精神生活，减少孤独、空虚和消沉之感，而且是一种健脑、健身的手段，有人称之为“文化保健”。

(4)安排好家庭生活，处理好“代沟”问题：家庭是老年人晚年生活的主要场所。老年人需要家庭和睦及家庭成员的理解、支持和照料。在中国传统文化的作用下，老人在家庭中一般起着主导作用，维系亲子、婆媳、翁婿等家庭生活气氛。但老年人与子女之间在思想感情和生活习惯等方面有时因看法和处理方法不同，而有所谓“代沟”。作为子女应尽孝道，赡养与尊重老人；作为老人不可固执己见，独断专行或大摆长辈尊严，应理解子女，以理服人。遇事多和老伴、子女协商，切不可自寻烦恼和伤感。

［专家提醒］ 对于老年人来说，身体的病痛往往并不可怕，可怕的是对疾病的恐惧。疑病症的产生究其根源是对疾病的恐惧，所以应加强对老年人的心理疏导，防止他们产生疑病情绪。

四、老年人怀旧心理

人老了，尤其是退休后的老年人，闲来无事，总喜欢回忆过去的点点滴滴。尤其爱在追溯往事中怀念过去的美好日子，如感受与人相处那种自然纯朴的亲切，想念与家人、友人一起度过的快乐时光，以及自己过去取得的成就、青春

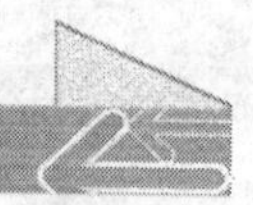

和价值,总能激起生命的感动。难怪有人说记忆总是轻易把人灌醉,确实是这样。怀旧是一种常见的心理现象,是人之常情。对故人、故乡和过去生活的追忆回想,有时能增添生活的韵味和激发心中的热情。

但是,社会中还有一些老年人以另一种方式怀旧,他们认定今不如昔,生活在今天,而志趣却还滞留在昨天。一言一行与现实生活格格不入,结果处处碰壁。这种怀旧称之为病态社会心理现象。

(一)病态的怀旧行为特点

1. 不合时宜

如有些服饰、装束、语言、物体过去风靡一时,现在已不合潮流,但仍然保持过去的做法。例如,清朝已亡,仍有人留着清代发辫;新中国成立后用公历,但仍称民国年;文革已过,仍讲文革式的语言。因为不合时宜,故称为"古董""怪物"。

2. 过度恋旧

如保存大量的旧照片、旧服装、旧书、旧报纸;给孩子取旧时代的名字;依恋过去的友人;过分热衷于搞同乡会、同学联谊会等。

依恋过去的经历,很看重过去所取得的功绩,把所获得的奖状、勋章、奖品都很仔细地保存,时常追忆当年辉煌的经历。然而,现在这些荣誉的光环正逐渐地消失,常有失落感。

3. 对社会抱有偏见

有的老年人怀旧常回避现实,对社会存有偏见,不合时宜。偏见是一种心理定势和社会心理刻板印象。认识上极端保守,如同“九斤老太”,总是抱怨一代不如一代,对新生事物看不惯,崇尚传统,尤其反对任何形式的变革。

4. 回避现实

病态怀旧者不满现状,又无能为力。大多采取回避现实的态度,“眼不见心不烦”,不看报、不学习,怀疑与否定一切,常常是社会变革的反对者,也是社会生活的不适应者。

[专家提醒] 病态的怀旧会阻碍个体适应环境,对社会变革产生阻力,个人的交际圈也会大大缩小。有病态怀旧行为的人很难与时代同步,这有碍于他们自身的进步与发展。

(二)病态怀旧心理产生的原因

病态怀旧心理的产生有社会原因,也有主观因素。

1. 社会原因

(1)主要是社会变迁:由于社会结构与阶层发生了重大变化,社会资源与利益重新分配组合,社会地位与经济利益受到冲击的那一部分人,极易产生失落感,而又无能为力,只能通过怀旧的方式来表达对现实的遗憾。

(2)生活环境发生改变:随着现代文明和大都市的大规模崛起,原有的生活环境在无情地解体。在大城市,人们告别了四合院、胡同、里弄,而又被困在钢筋水泥的框架中。在乡村,诗篇一样的田野不断被公路、铁路吞噬;工业污染了大地;电视使世界和人们接近,却又使人们的心灵彼此疏

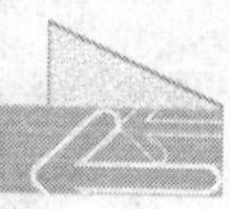

远。这一切都使一些人感到不适和恐惧。

2. 主观因素

(1)怀旧实质上是一种对现实生活的躲避和遁逃,是一种特殊的机制。一方面,它把我们所不想回忆的痛苦和压抑隐藏了、忘却了,从而使我们自己永远不会再想起。另一方面,它又把我们过去生活中美好的东西大大强化了、美化了,让人们在几次类似的回忆后把自己营造的回忆当作真实。

(2)怀旧起源于个人的失落感。失落导致回首,以寻找昔日的安宁和情调。

(三)病态怀旧心理的表现

1. 依恋过去的事物

保存大量的旧照片、旧服装、旧书、旧报纸;给孩子取旧时代的名字;有些饭馆酒楼仍取的是知青时期"向阳屯食村""黑土地酒家""老三届饭馆""北大荒火锅城"之类的旧名称;流行歌曲的歌词也越来越"土",什么"篱笆墙""牛铃摇春光""向你借半块橡皮",歌曲创作向童年、乡村延伸。

2. 依恋过去的友人

现在有些人十分热衷于搞同乡会、同学联谊会。有一位老作家,天天在家打电话,说是与校友联系。这包括幼儿园园友、小学校友、中学校友、大学校友……如今他是七个校友会的会员。有的男士女士,过去曾有过一段恋情,因故未成连理,如今已届中年却旧情萌发,开始"第二次握手"。

3. 老年人行为习惯具有个性心理特征

老年人由于长年累月的生活习惯和工作习惯,个性心理特征更加明显。他们的兴趣、爱好、脾气、性格具有突出的个性化，比中年人更具特点、更加定型。他们总是顽固地坚持自己的观点、习惯和爱好，不赞成别人的意见和看法，更无法轻易改变。不自觉地坚持自我为中心，自我防卫意识较强，对什么都怀疑，固执地想保护自己而采取利己的态度和方法，办什么事都优先考虑自己。

（四）病态怀旧心理的危害性

其一，病态的怀旧往往有失落、恐惧、焦虑、抑郁、愤怒、抱怨等负面情绪，甚至会有厌世行为。任何情绪与行为一旦执着，就难免走向病态。怀旧也是一样。病态怀旧最明显的表现就是不能够活在当下。任何行为都要有个度，如果过于沉迷于过去，就不能在现实环境有所作为。

其二，有病态怀旧心理者一般对现实不满，又无能为力，于是采取回避现实的态度。社会不断地发展变迁，资源与利益不断重新分配，病态怀旧者常常是其利益被影响到的那一部分人，他们容易有失落感、恐惧感、焦虑感，对于他们，怀旧实质上是一种对现实生活的逃避的防御机制。

其三，衡量是否病态的标准。一个人如果总是喋喋不休谈过去，带有厌世、抑郁、愤怒、抱怨等负面情绪，那么他应该有某种程度的心理情结。如果你有这样的状态，你的情绪使自己非常不舒服，不妨去寻求心理咨询专家的帮助。他们可以使你摆脱过去的束缚，解放出你的能量，让你活得更加畅快。

其四，在怀旧中寻找童稚与宁静本无可厚非，但因怀旧而导致今不如昔的感受就有危害了。病态的怀旧行为阻碍

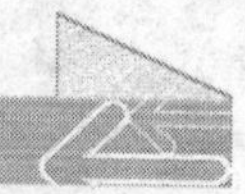

个体适应环境，对社会变革产生阻力，在人际交往中能做到“不忘老朋友”，但难以做到“结识新朋友”，个人的交际圈也大大缩小。有病态怀旧行为的人很难与时代同步，这有碍于他们自身的进步与发展，应进行适当的调节。

其五，过度怀旧加速人体衰老。临床医学统计表明，有严重怀旧心理的老年人，死亡率和癌症、心脑血管病的发病率分别比正常老年人高3～4倍，同时也易导致老年痴呆症、抑郁症和消化性溃疡等疾病。

（五）病态怀旧心理的治疗

病人往往是过度自尊、过度自负和过度自卑的矛盾结合体。纠正看问题的片面性，引导参与现实生活，感受自我价值。所以，治疗的关键在于增强自信和心理承受力，消除不适应。

1. 认知疗法

让病人知道这种心理疾病的详细情况和危害，要求病人积极接受治疗。

2. 紧张疗法

适度的紧张让病人不得逃避。

3. 期望疗法

是建立信心的方法。目标分解，“海市蜃楼远不如眼前的一根香蕉”。

4. 家庭疗法

必须获得家庭的支持、提醒。

5. 学习疗法

单纯地否认其行为错误是远远不够的，必须教给患者适应的方法。通过对适应技巧的学习可以迅速填补空白，逐步改变观念。如果心理医生对怀旧对象不熟悉可以让病人寻找相关的书籍和资料。

6. 计划疗法

将计划明确写在纸上。在治疗过程中严格遵循计划。

7. 非我疗法

患得患失主要是由于对自己、对过去曾经属于自己的东西的过度关注。

（六）老年怀旧心理的心理关怀

1. 把握怀旧的尺度

产生怀旧情绪，一般来说是因为自己意识到自己的现实境遇不如从前好，感觉到自己的愿望实现受阻。而那些曾经辉煌过、现在已辉煌不再的老年人，十分容易产生失落感，为取得暂时的心理平衡，将自己陶醉在往日的辉煌之中。就像有人常常说的“我们也曾经年轻过”，聊以自慰，抚平心理的皱纹。对于怀旧情绪，老年朋友要正确看待，坦然接受这一现象，学会控制自己。如果怀旧过了度，终日沉湎于此，老在回忆中叹息伤感，势必增加寂寞、孤独、忧郁的情绪。

2. 正确看待怀旧情绪

怀旧情绪的性质如果起了变化，正常就会变成不正常。轻者容易引起心理疲劳，重者还可导致神经系统功能紊乱，如焦虑、忧郁、自卑等，以致丧失生活的勇气和信心。此外，还会造成身体免疫力、代谢能力和抗病能力下降，增加患各种身心疾病如高血压病、冠心病、哮喘、糖尿病、动脉硬化、老年性痴呆的机会。那些晚年丧偶而身边又无子女照顾的

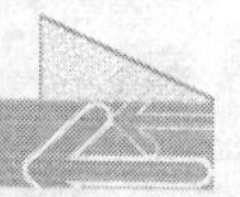

老人,过分怀旧的后果更严重,常常过早地谢世。

3. 区别怀旧情结的标准

区别是否属于正常怀旧有3条判别标准。

(1)量的标:如果一个人终日怀旧,对眼前的世界什么都看不惯,那么他的情绪就是不正常的。

(2)质的标:如果从新旧对比当中得出的是消极的结论,产生的是消极的心态,那么这种情绪也是不正常的。

(3)个性化标准:如果本人讨厌怀旧,却又无法摆脱,那么这种情绪显然属于不正常的范围。

上述3条标准互相联系,互相印证,据此可以判断一个人的怀旧情绪是否在正常之列。

4. 怀旧不能过度

调查资料表明,不少的老年人爱“回忆往事”,其实老人过度怀旧是一种不良的心理状态。随着年龄增大,远期记忆能力反而增强,因而对储存在大脑中的往事印象很深,常表现为回忆过去,触景生情,念叨不绝,从而获得心理平衡和安慰。一旦受到抑制,则烦躁、易怒、焦虑、抑郁。

5. 多一点儿理解和爱心

对生活中的不得志者,心理医生应劝说他们努力充实自己,不要成为时代的落伍者,生活中真正的失败者是那些跌倒了爬不起来的人。对于老年人,人们要多一点儿理解和爱心,尤其是老年人的亲属要多与他们聊天相处,消除他们的孤独寂寞感,而社会则要创造条件使老年人做些力所能及的事情。

(七)病态怀旧老人的自我心理调适

1. 要积极参与现实生活

(1)培养健康的心理。了解并接受新事物,积极参与改革的实践活动,学会从历史的高度看问题,顺应时代潮流,不要老是站在原地思考问题。

(2)积极参加各种社会活动。加强人际交往,互相交流信息,这对老年人十分重要。参加文娱体育活动如中老年人艺术团、歌舞团、京剧团、健身团、时装表演队等,欢乐常随,健康长寿。同时加强体育锻炼,保持良好的体质。

(3)培养自己的兴趣。如钓鱼,由于钓鱼常在江河湖滨,能呼吸清新的空气,欣赏美丽的大自然风光,可使人精神振奋,心情宽畅。当然,如若天生喜静,那就练练书法、学学绘画、写写文章,这既能充实生活,又可修身养性,何乐而不为呢。

2. 寻找过去与现实最佳结合点

如果对新事物立刻接受有困难,可以在新旧事物之间找一个突破口,从新旧结合做起。例如,思考如何发挥余热,再立新功再造辉煌,不忘老朋友,发展新朋友,继承传统,做有利于改革发展的事等。

学会随和超脱一些。眼光放远些,心情开朗一些,遇事不强求,不生闷气,不争死理。

参加社会活动。在活动中广交朋友,有事互相帮助,无事话话家常,用亲情友情填补生活的寂寞。

3. 充分发挥正常怀旧心理的积极功能

老年人克服“过分怀旧心理”,应正确评价一生中的

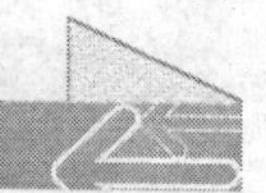

“是”与“非”，不要为“是”沾沾自喜，过分高兴；也不要为“非”而耿耿于怀，悲痛欲绝。

正常的怀旧有一种寻找宁静、维持心灵平和、返璞归真的积极功能。这方面的功能多一些，病态的、消极的心态就会减少。因此，也不应对怀旧行为一概反对，正常的怀旧还是要提倡的。

五、老年恐惧症

少数性格内向的人到了老年，会产生一种莫名其妙的恐惧心理。他们处处胆小拘谨，总感到忐忑不安。这种现象发展到严重时，当事者会自感心神不定，坐立不安，焦躁烦闷，甚至陷入不能自拔的痛苦境地，也会由此而引起血压升高，心跳加快，食欲减退和头痛失眠。所谓恐惧症，是对某种物体或某种环境的一种无理性的、不适当的恐惧感。它是神经官能症的一种症状，也是一种较轻的心理或精神障碍，但还不是精神病。

1. 引发老年恐惧症的原因

(1)孤独：孤独的老人既希望别人关心照顾，又惧怕期望落差带来心理冲击而拒绝与人交往；既行为孤独，性情孤僻又惧怕寂寞，孤傲的态度使人望而生畏，难于接近，与周围人的距离拉大又加剧了孤独。

(2)偏激：恐惧症患者对别人要求过高，希望得到他人的敬重、关心、照顾，却忽视他人及社会的实际条件、能力和可能性。如此心理落差反过来又激化了偏激，即由此自暴自弃，产生对他人的抱怨和不满。

(3)疑病:疑病者对衰退的人体功能极度敏感。他们似乎有一种特殊能力,即一般人不能感觉到的体内变化和体验不到的痛苦他们皆有所感。患者会出现心脏跳动、胃肠蠕动反常、苦不堪言等症状,使其疑病心理加重。

(4)幻想:老年人总是喜欢幻想,以自己的过去及他人的健康在心里描述未来。即以幻想假定欺骗自己,以获得一时的心理宽慰,自认、自考和自我陶醉而盲目乐观。

2. 老年恐惧症的表现

恐惧症可以表现在日常生活的各个方面,常见的如下。

(1)对鬼怪的恐惧:世界上并没有鬼神,但有的老年人自述曾经见过,这实际上是由心理学上所说的错觉和幻觉所造成。他们处处胆小拘谨,总感到忐忑不安。这种现象发展到严重时,当事者会自感心神不定,坐立不安,焦躁烦闷,甚至陷入不能自拔的痛苦境地,也会由此而引起血压升高,心跳加快,食欲减退和头痛失眠。

(2)对食物的恐惧:有的老年人不敢吃鸡,因为怕得癌症;有的不敢吃鸡蛋,怕胆固醇增高使血管硬化;有的不敢吃花生,因为怕吃到变质的花生也会诱发癌症,从而影响老年人的正常生活。严重者还可能导致一些躯体症状,如头晕、头痛,食欲减退等。如果恐惧症状长期得不到缓解还可能引发其他精神疾病。

(3)对疾病的恐惧:患恐惧症的老年人有种种禁忌,如由于害怕被子女嫌弃,不敢提出完全正当的要求;怕发生车祸,因而以步代车;怕煤气中毒,因而拒用煤气灶;怕身受辐射线伤害,因而不敢看电视等。

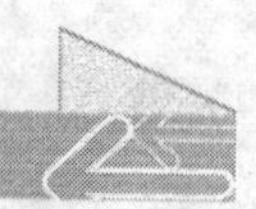

3. 对恐惧症老人的心理关怀和治疗

(1)心理治疗:对患有老年恐惧症老人的治疗,必须以心理治疗方法为主,适当辅之以药物治疗。最为重要的,是帮助老年人培养起乐观的性格,减少其焦虑和紧张的情绪,还要帮助他们破除迷信思想,使他们相信科学,尊重科学,按照科学的道理去争取延年益寿。

受幻觉的影响是老年恐惧症发病原因之一。由于患病的老人常常会出现一些幻觉,通过联想和想象,就容易对身边并不可怕的事物产生恐惧的心理。除了利用心理治疗方法以外,家人一定要在日常生活中给老人以温暖,使他们逐渐产生信心,忘却心里的恐惧。

中医“三步安神疗法”对治疗老年恐惧症有一定疗效,它主要分三大治疗阶段。

①安神阶段。此阶段采用清热解毒、通络化瘀的方法,打通大脑经络,抑制多巴胺过量的释放,并纠正紊乱的大脑功能、滋养大脑神经、保护大脑神经的正常传导,有效调节人体中枢神经系统,从而使大脑皮质兴奋转入抑制,进入松弛状态。

②自主阶段。通过养心安神、补气养血、通络化瘀等方法,进一步治疗疾病根源,纠正紊乱的大脑功能,直接调整脏腑功能和气血津液的运行,在治疗和控制的同时,提高患者的抗病能力和自我修复功能。此阶段的患者能从事各项日常工作,行事分明,思维逻辑清晰。

③愈前阶段。在保证健康睡眠和精神状态的基础上,逐渐减少用药,使患者恢复良好的自我调控能力,有效促进神经系统全面康复,促使人体免疫功能全面增强,使全身神

经系统处于自然平衡、稳定协调统一的最佳状态。

通过攻补、调理、巩固三阶段全方位立体治疗，以求辨证施治。

(2)心理关怀：社会、家庭要重视老人的生活，关心老人的健康，不仅让他们老有所养，更要老有所乐。孔子曰："今之孝者，是谓能养。至于犬马，皆能有养。不敬，何别乎?"因此，关心老人的心理健康，及时帮助他们走出怕老心理则是精神赡养不可忽视的问题。所谓老有所乐，就是在创造、提供良好的物质生存条件的同时，向他们提供、创造积极的精神生存环境。子女在关心老人身体健康的同时，更要关注老人的心理健康，多花时间陪陪老人。如果，一旦发现家里的老人出现异常症状，请及时到正规医院咨询医生。平时抽出时间来多看看老人，甚至哪怕多打几个电话，都会减少他们的孤寂感，进而减轻他们的恐惧心理。

4. 老年恐惧症的自我心理调适

首先，作为老人要树立积极的生存意识，即正确对待人生，科学看待生命。通过对人生和自我价值的合理认定提高对生命意义的领悟。由此，结合自身条件继续服务社会以激发生活热情、体验生活情趣，消除身心衰老对自我的不良暗示。

其次，老年人需正确对待疾病，有病求医，相信科学，不过分关注生理上的细微变化和片面强调他人对自己的态度。通过情绪转移加强人际交往，以消除与社会的疏远，避免自我孤立。辩证地看待衰老，促进对生命的珍惜和人生意义的追求。

针对老年恐惧心理的自我调适方法如下。

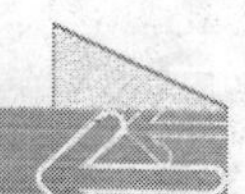

(1)悦纳自己树立自信:很多老年恐惧症患者就是因为不悦纳自己、不自信造成的。所以,要改变首先就得在心里接受和悦纳自己,树立起对自我的信心。

(2)勿对自己要求过高:老人对自己要求过高,就容易患得患失,太在意别人对自己的看法,一心想要得到别人的承认,从而迷失自己。接受自己的现状,不要去管别人怎么看,越害怕出错,就越会感到手足无措。

(3)别太在意自己的身体反应:紧张总是伴随着一系列的身体上的不适,根据强化理论,如果紧张时老年人太在意自己身体某些部位的紧张反应,就相当于在强化自己的紧张行为,使其一步一步地加重恐惧症状。当老人不去管自己的紧张反应后,由于紧张得不到注意和强化,紧张反应就会随着时间的推移而逐渐消退。

六、老年人死亡恐惧症

随着我国人口不断增加和日趋老龄化,许多老年人的心理问题也随之引起社会的广泛关注。老年人在遇到死亡事件时,情绪反应更为激烈,对身心健康的影响也更为明显。人终有一死,这是人生不可逾越的客观规律。但是,有很多老年人却产生了恐惧死亡的心理。

1. 老年人死亡恐惧症的原因

(1)老年人认知能力低:老年人身体功能衰退,大脑功能发生改变,中枢神经系统递质的合成和代谢减弱,导致感觉能力降低,意识性差,反应迟钝,注意力不集中等。主要表现两个方面,首先是感觉迟钝,听力、视觉、嗅觉、皮肤感觉等功能减退，而致灵敏度下降；再有是动作灵活性差，动作不灵活，协调性差，反应迟缓，导致行动笨拙。

(2)老年人孤独和依赖：孤独是指老年人不能自觉适应周围环境，缺少或不能进行有意义的思想和感情交流。孤独心理最易产生忧郁感，长期忧郁就会焦虑不安，心神不定。依赖是指老人做事信心不足，被动顺从，感情脆弱，犹豫不决，畏缩不前等，事事依赖别人去做，行动依靠别人决定。长期的依赖心理，就会导致情绪不稳，感觉退化。

(3)老年人易怒和恐惧：老年人情感不稳定，易伤感，易激怒，不但对当前事情易怒，而且容易引发对以往情绪压抑的怒火暴发。发火以后又常常感觉到如果按自己以前的性格，是不会对这点小事发火的，从而产生懊悔心理。恐惧也是老年人常见的一种心理状态，表现为害怕，有受惊的感觉，当恐惧感严重时，还会出现血压升高、心悸、呼吸加快、尿频、厌食等症状。

(4)从社会心理学的角度来说

①惧怕死亡是一种本能。从人的总体进化来说，对于未知的事物保持恐惧，这并非缺点，而是一种保护自己的手段。例如，动物不了解火的特性，因此本能地会惧怕火，而对火的恐惧有助于它们逃离森林火灾。同样，当一个从来没见过相机的人面对闪光灯的时候，本能的反应就是退缩，尽管闪光灯是无害的，但这类千百万年保留下来的本能还是在起着作用。人死了，感知觉自然也就停止了，因此没有人知道死亡以后是怎么样的。

②对未知的恐惧。对死亡的未知，也是人们会对死亡产生恐惧的原因之一。对老年人来说，死亡比年轻人要近的

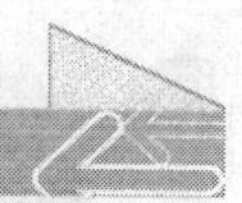

多，因此对于一无所知的“另一个世界”的恐惧，自然也比年轻人要多一些。

③孤独比死亡更可怕。人到老年，死亡的概率开始上升。看看自己，也许还算健康，但当每次同学聚会，去公司参加庆典，与周围同伴聊天时，发现自己当年的同学、同事、老伙伴相继过世，难免不胜唏嘘。人也许可以不怕死，但是对于孤单和寂寞，没有人会喜欢。

同样，从自己的角度来说，死亡意味着与伴侣、子女的诀别，如果家庭关系和睦，对彼此都恋恋不舍的，自然也会害怕死亡将他们分隔。所以，对于老年人来说，死亡带来的孤寂感，也是让人恐惧死亡的原因。

④情感转移。人是有想象力的动物，当人们从影戏、电视剧、新闻报道等节目中看到那些濒死者的挣扎、痛苦而发出呻吟、哀号……往往会想到“自己死的时候会不会也是那样子”，这类对痛苦的害怕，不免会转移到恐惧死亡本身上来。

2. 老年人对待死亡的心理表现

人生就像三道茶，第一道是杯苦茶，象征年轻时代要履历漫长的艰难险阻，饱尝着生活的酸甜苦辣；第二道是杯甜茶，所谓苦尽甘来，中年时代品尝到经由千辛万苦获得的果实；第三道是杯回味茶，老年时回味生平的成功与失败，欢喜与忧闷，有时感受甜美，有时则也带着一丝清苦。不同的人生阅历塑造不同的人生观、价值观。老年人对待死亡的心理类型主要有以下几种表现。

(1)理智型：老年人当意识到死亡即将来临时，能从容地面对死亡，并在临终前安排好自己的工作、家庭事务及后事。这类老年人一般文化程度比较高，心理成熟程度也比较高。他们能比较镇定地对待死亡，能意识到死亡对配偶、孩子和朋友是最大的生活事件，因而总是尽量避免自己的死亡给亲友带来太多的痛苦和影响。往往在精神还好时，就已经认真地写好了遗嘱，交代自己死后的财产分配、遗体的处理或器官(如角膜)捐赠等事宜。

(2)积极应对型：老年人有强烈的生存意识，他们能从人的自然属性来认识死亡首先取决于生物学因素，但也能意识到意志对死亡的作用。因此，能用顽强的意志与病魔做斗争，如忍受着病痛的折磨和诊治带来的痛苦，寻找各种治疗方法以赢得生机。这类老年人大多属低龄老人，还有很强的斗志和毅力。

(3)接受型：这类老年人分为两种表现，一种是无可奈何地接受死亡的事实，如有些农村，老人一到60岁，子女就开始为其做后事准备，如做寿衣、做棺木、修坟墓等。对此，老人们常私下议论说："儿女们已开始准备送我们下世了。"但也只能沉默，无可奈何地接受。另一种老年人把此事看得很正常，多数是属于信仰某一种宗教的，认为死亡是到天国去，是到另一个世界去。因此，自己要亲自过问后事准备，甚至做棺木的寿材要亲自看着买，坟地也要亲自看着修，担心别人办不好。

(4)恐惧型：老年人极端害怕死亡，十分留恋人生。这类老年人一般都有较好的社会地位、经济条件和良好的家庭关系。他们指望着能在老年享受天伦之乐，看到儿女成家立业、兴旺发达。表现为不惜代价，冥思苦想，寻找起死回生的药方，如服用一些滋补、保健药品。

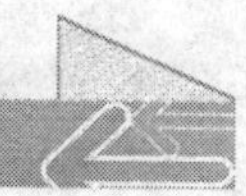

(5)解脱型：此类老年人大多有着极大的生理、心理问题。可能是家境穷困、饥寒交迫、衣食无着，或者受尽子女虐待，或者身患绝症、病魔缠身极度痛苦。他们对生活已毫无兴趣，觉得活着是一种痛苦，因而希望早些了结人生。

(6)无所谓型：有的老年人不理会死亡，对死亡持无所谓的态度。

3. 对死亡恐惧症的心理关怀

死亡恐惧症的治疗方法。

(1)心理疗法：多采取系统脱敏疗法或暴露冲击疗法。

①系统脱敏疗法。主要用于治疗恐惧症，包括肌肉松弛训练，评定不适部分予以靶症状等级化、通过想象或给予合理的现实刺激以谋求症状减轻。

②暴露冲击法。是指直接持续地让患者接触引起恐惧的情景或内容，以驱除患者恐惧心理，此法宜慎用。

(2)服用抗焦虑药：主要服用阿普唑仑、丁螺环酮等药物，以及氟米帕明、阿米替林等抗抑郁药。

4. 死亡恐惧症的自我心理调适

面对死亡问题不考虑是不可能的，但要正确认识这个问题，科学地对待这个问题。

(1)改变对死亡的错误认知：老人要正确认识到死亡是自然规律，要明白地球上的一切生物无不遵循这个自然规律。世上没有长生不老药，即使大权在握的秦始皇，曾努力寻找长生药，但终归也未能实现。因此，只有正确地面对死亡，顺其自然，晚年生活才会活得愉快而有意义。

此外，还需要认识到，引起恐惧的不是可怕之物，而是自己的怕死情结，不是怕鬼，而是怕死。世界上没有可怕之物，都是自己吓自己，因为怕死才觉得可怕之物可怕，一切可怕之物在不怕死面前就都变成不可怕了。

(2)了解心理疾病的逆反性规律：蝼蚁尚且偷生，人都乐生厌死，但不能光不想死，怎样才能不死？胆小鬼总是顺向地认为，怕死才能不死，不怕死就得死，其实是逆反的，越怕死越死得快，越不怕死越死不了，如癌症病人若是怕死，反而死得更快，而不怕死，反而活得长。

(3)认识恐惧的危害：恐惧只是心理障碍，害怕都是自己吓唬自己，但害怕虽是假，害人却是真，害怕的害处数不胜数。概言有二：一是降低人的能力，消灭人的本事，只要害怕了，再有本事也没本事，再有能力也没能力。二是产生错觉，导致错误判断和决策行为。

(4)寻找恐惧根源：恐惧是一种心理障碍，心理障碍的本质就是强迫性重复，其潜意识来源于幼年时期的心理缺陷，必须通过自由联想和释梦等手段，挖掘出幼年时期的心理缺陷，再通过移情等方法弥补之，方能消除强迫性重复，治愈心理疾病。

(5)从恐惧心理中解脱出来：认识到死亡是自然规律，那就应该泰然处之，不应有任何恐惧心理。一个老人只要自认为度过了有意义的一生，就能坦然地面对死亡，比较容易承受死亡，根本不会产生什么恐惧心理。

(6)愉快地活好每一天：老年人在平常生活中要高度重视心理、运动、饮食三方面。尤其是心理因素非常重要，在现实生活中我们看到，长寿老人都是心情愉快，想得开，放得下，胸襟博大，乐观开朗，无忧虑，无怨气，善于调节情绪，以顽强的毅力、乐观的精神闯过每一个难关，知足、满足、愉

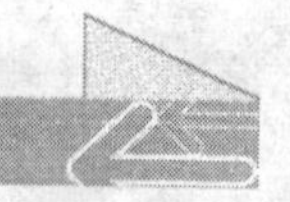

快地度过晚年的。

七、老年人心理压力

老年人在年轻时候曾为社会做过重大贡献，当他们步入老年的时候，本应让他们感觉到社会的关怀，家庭的温暖。但是，人到老年就容易伤春悲秋起来，这种情绪让老年人心理承受了很大的压力。

（一）导致老年人心理压力的因素

1. 自身生理的原因致矛盾心理

比如器官功能减退、行动不便、免疫代谢功能下降、记忆力减退等，常会让老年人的自信心下降，依赖性增强，面对问题时难以做出决断，从而导致心理冲突和矛盾。此外，包括社会因素在内的一些原因，也容易造成老人的矛盾心理。

2. 角色转变带来的矛盾心理

人的离退休是一种正常的角色转变，而不同职业群体的人，对离退休的心理感受是大不一样的。调查发现，工人和一般干部在退休前后的心理感受变化不大，他们退休后摆脱紧张的工作状态或沉重的体力劳动，有充裕的时间料理家务、消遣娱乐和结交朋友，内心反而会比较满足，情绪较为稳定，社会适应性良好。有些层次略高的离退休干部情况就大不相同了，这些人有较高的社会地位和广泛的社会联系，其生活的重心往往是机关、事业，离退休以后，生活的重心变成家庭琐事。骤然、急剧的角色变化使他们感到不习惯、不适应，由此产生的孤独、寂寞，容易造成心理冲突或矛盾心理，甚至导致忧郁和其他心因性疾病发生。

3. 价值观念带来的矛盾心理

有的老年人具有正确的价值观念和理想追求，这类人离开工作岗位之后，都不甘于清闲，渴望一种退而不休、老有所为的生活状态，却受到各种因素的干扰。比如，有的身体衰老或者患有慢性疾病，有的在感知、记忆、思维等能力上明显衰退，有的会受到来自家庭方面的影响等。这些都让他们的价值观念和理想追求无法实现，让其陷入苦恼、焦虑、矛盾中。

4. 经济条件带来的矛盾心理

缺乏独立的经济来源或可靠的经济保障，也是老年人产生矛盾心理的重要原因。由于缺乏经济收入，社会地位不高，容易使此类老人产生自卑心理。他们的情绪也比较郁闷，处事小心，易于伤感，遇事容易产生矛盾心理。如果再受到子女的抱怨，一些性格倔强的老年人甚至会产生极端心理。

5. 惧老情绪带来的矛盾心理

盼望身体不衰和长寿，这是人类正常的生理需求。这种心理往往随着年龄的增长而愈加明显，有的老年人表现为对身体衰老极度敏感，结果是自我暗示，自我加压，形成种种惧老表现，也因此形成偏激、多疑、幻想等负面情绪，加重了老年人的矛盾心理。

(二)老年人心理压力的心理关怀

1. 谈心释怀

一个好汉三个帮，人在失意或受到挫折时，最需要朋友

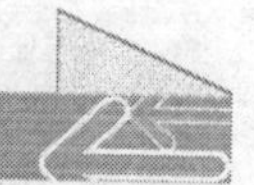

的关照和帮助。此时，老人可走出家门，找自己的知心朋友谈谈心，一吐心中的不快，在善意的劝导、热心的安慰下，使精神的痛苦得以消除。

2. 听音乐疗法

这是治疗心理疾病的一种有效方法。当心情沮丧，闷闷不乐时，打开唱机，听听歌曲，不仅可享受到一种美的艺术，还可陶冶情操，激发热情，兴奋大脑，使你从中获得生活的力量和勇气。说笑。笑是心理健康的润滑剂，它有利于驱走烦恼，消除心理疲劳。因此，在心情焦虑时，不妨来点幽默，捧点笑料，一笑解千愁。

3. 赏花舒心爽气

赏花是用心灵的窗口进行心理“按摩”的好方法。如若心烦意乱时，走到阳台上看看花，浇浇水，调整一下情绪；同时还可散步花园之中，以花为伴，观其千姿争艳，赏其万缕馨香，舒心爽气，心旷神怡，乐在其中。

4. 读书散心解愁

古人曰：“腹有诗书气自华。”当你遇到烦恼、忧愁和不快的事时，应首先学会自我解脱，去读一读或翻一翻你喜欢的书籍和杂志，分散心思，改变心态，冷静情绪，减少精神痛苦。

5. 亲人说明解压

心理压力容易对人体的免疫系统造成负面影响，而这种影响对老年人产生的不利作用最明显。老龄化与心理压力产生的影响一起作用于人体的免疫系统，使其承受巨大的压力。这说明老年人长期承受巨大的心理压力会加速免疫系统的老化。为了防止老年人的免疫系统过早老化，其家庭成员应该尽最大能力解除老人的心理压力。

(三)老年人心理压力的排解方法

正确处理心理压力只有从自身着手,才是正确处理压力的有效途径。实践证明,正确对待压力比仅仅简单地设法减少压力更有效。

1. 以积极的态度面对压力

必须对自己的想法、感觉和行为负责任,如果一个人能对自己负责任,他就敢于面对压力。以积极的态度面对压力意味着清楚地认识到哪些人和事可以产生心理压力。其实任何事都有两面,引起心理压力的人和事既可以看成一种精神负担,也可以看成一种转机。

明白这一点会使你心中有数,因为了解产生心理压力的外部因素并没有产生新的压力,仅仅是认清已经存在的事实,当你明白为什么这些人和事会形成心理压力之后,就可以更好地对付这些压力了。

2. 愿意改变现状应对心理压力

当你认清了生活中各种产生心理压力的因素之后,还必须愿意改变现状,认真对待压力。安排时间处理心理压力,实际上是对自己身体的一种预防性健康保养。应该明白,花在保养自己身体上的健康投资一定会有很好的回报,会使你得到身心愉快。正确处理心理压力,有许多方法可以采用,但是必须明白,没有一种方法是最好的方法,每个人都必须自己摸索找出最适合自己的方法。只有大胆地使用不同的方法,才能知道哪种方法最适合自己。当你知道适合自己的方法后,还必须经常使用才行。

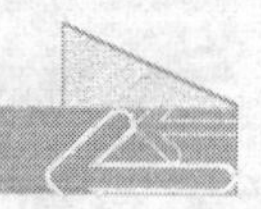

3. 坚持锻炼应对心理压力

这是应对心理压力最好的方法之一。坚持锻炼可以使心肺活动量增加,分担体内因心理压力而产生的多余应激激素。规律性的锻炼可以提高身体的耐受性,使身体对外界压力反应较平缓。研究证明,经常锻炼可减压以帮助人提高精神境界,减少忧郁状态,长期坚持锻炼可以提高人对压力的承受力。锻炼应该从慢、易开始,循序渐进,光凭三分钟热情的锻炼,虎头蛇尾,对处理压力没有任何帮助。

4. 自我调整应对心理压力

这也是应对心理压力的一种很有效的方法。实际上就是学习如何放松自己,做到抛弃烦恼,内心平静。气功是一种可以帮助自我调整的有效方法,习字画画、种花弄草也有助于陶冶性情,提高自我调整的能力。面临许多压力,先睡一觉再说,也有助于自我调整。

美国国立卫生研究院的研究证明,自我调整及类似的自我放松有助于健康,促进生活质量的提高。源于印度的瑜伽也是一种有效的处理压力的方法,瑜伽结合了锻炼和自我调节的功能,有助于在体内造成一种放松的环境。心理暗示疗法、肌肉放松疗法、按摩和生物回馈法也是可以一试的有助缓解压力的方法。

其实,能否成功地处理心理压力,关键并非采用什么方法,而是本人想要改变现状的决心。许多心理压力的产生与长期形成的个人习惯有关,江山易改,本性难移,要改变长年累月形成的习惯并不是一件容易的事。但是世上无难事,只怕有心人,习惯还是可以改变的,越难改变的,改变之后见效越大,成功地处理心理压力可以给生活带来愉快,可以使身体健康，何乐而不为？

八、老年人老化情绪

老化情绪是老年人对各种事物变化的一种特殊的精神神经反应。这种反应因人而异，表现复杂多变。对老年人而言，老化情绪是形成心理压抑的一个重要因素，严重干扰和损害老年人的生理功能、防病能力，影响神经、免疫、内分泌及其他各系统的功能，从而加速衰老，引发各种生理和心理疾病。

1. 老年人老化情绪的心理因素

(1)衰老和疾病：人到60岁以后，体力和记忆力都逐步下降，引起一系列生理和心理上的退行性变化。这种正常的衰老变化使老年人难免有“力不从心”的感受，并且带来一些身体不适和痛苦。尤其是80岁以上高龄老人，甚至担心“死亡将至”而胡乱求医用药。在衰老的基础上若再加上疾病，有些老年人就会产生忧愁、恐惧心理。

(2)精神创伤：有调查表明，精神创伤对老年人的生活质量、健康水平和疾病的疗效有重要影响。有些老年人因此陷入痛苦和悲伤之中不能自拔，久而久之必将有损健康。

(3)环境变化：最多见的是周围环境的突然变化，以及社会和家庭人际关系的影响。老年人对此往往不易适应，加速其衰老过程。

此外，孤独空虚、死亡临近等亦引起老化情绪，对老年人的心理健康也有一定的影响。“老化情绪”是老年人衰老的帮凶。

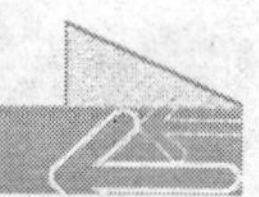

2. 老年人心理老化的表现

人的心理发展也与生理发展一样，要经历幼稚、成熟、衰老的过程。随着生理年龄进入老龄阶段，人的心理也逐渐衰退，这种现象是正常的。但是，生理与心理并非完全同步，有的人年逾花甲，却仍然热爱生活、豁达乐观；而有的人虽处在中年，却暮气沉沉，缺乏生气和活力。后者的心理状态，就是心理老化。

心理专家认为，老年人心理出现老化，主要表现在以下方面。

(1)办事效率低：记忆力明显下降，好忘事，优柔寡断，缺少朝气，自感办事效率明显降低了，做一件事总要磨磨蹭蹭，一拖再拖。对需要付出较多脑力的工作，越来越感到力不从心。

(2)竞争意识退化：对事业没有创新思维，常感到空虚乏味，尤其是脑力劳动者，越来越感到力不从心。渐渐对那些没有用途和价值的东西产生兴趣。

(3)自卑心理：一个人独处时，常常会长吁短叹，与世无争，面对外面的精神世界，往往感到自己已经落伍了，并认定自己属于时代的落伍者。常不厌其烦地向别人提起自己的往事，全然不顾人家愿不愿意听。

(4)情绪低落：对任何事情都提不起兴趣，没有生活目标。对发生在自己身边的事视而不见，反应冷淡。觉得家人及周围的人都在和自己过不去，而想超脱于众人之外。

(5)固执己见：越来越变得固执己见，自以为是。不管做什么事情，都以自己为中心，按自己的意愿行事。当生活稍不如意时，常常会怨天尤人。

(6)松散懒惰:精神不振,常感到精力不支,好静恶噪,睡意绵绵,经常白天也需要较多的睡眠,而且要喝浓茶提精神,经常靠喝酒来强打精神。常常沉湎于对往事的回忆之中,并感到不安。

(7)性格孤僻:喜欢独来独往,我行我素。尤其是不愿意面对陌生人,常找借口逃避与陌生人接触。平日里的一切活动都是以围绕自己为中心进行的。

(8)容易情绪化:喜怒哀乐过于频繁,做事"神经质"。对生活中的繁杂之事感到厌烦甚至惧怕。渐渐变得感情用事,言行中的理智成分越来越少。

(9)神情恍惚:喜欢沉湎于往事,感情脆弱,情绪"儿童化",时冷时热,对那些没有什么价值的东西反而兴趣浓厚,喜欢唠叨,又不管他人爱听不爱听。唠叨起来没个完,而且没有心思听别人讲话。常找不到自己放置的东西,要费很大劲才能找到,记忆力明显不如以前了。

(10)性情急躁:生活中越来越容易感情用事,言行中理智成分越来越少,更容易曲解他人好意,听不进别人意见,不冷静,一触即发。当面临突发事件时,会不由自主地感到紧张无措。

3. 老年人老化情绪的心理调适

心理老化现象作为一种心理疾病,不仅会损害身体健康,引起各种心理性疾病,还会埋没个人原本的才智,影响创造力的发挥,甚至引起精神萎靡不振、悲观失望,失去生活和做人的信心。对此,千万不可掉以轻心,必须采取有效的措施加以防范。

延缓心理和社会性衰老最重要的条件是热爱生活,以

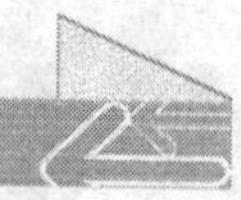

积极的态度和人生信念安排自己的时间。

(1)保持积极的精神状态：比如进取心、希望、理想等，对老年人防止心理衰老、保持心理健康具有重大意义。改变自己的外观形象。通过适当的服饰打扮，落落大方的行为举止，以年轻、精悍、果断、充满活力的美好形象出现在人们面前。一个人有了进取心、理想，并充满希望和奋发向上，就能老而不衰，充满活力。

当然，老年人往往会遇到许多不称心的事情，如自己多病、老伴去世、有些事力不从心等。如果老年人一味地用现在与过去年轻时相比，就会越比越悲观，甚至会觉得人生无味。因此，老年人最好正视现实，向往未来，少回顾过去，并可以多看一些喜剧性的节目，多参加一些愉快的聚会，笑口常开，笑脸常驻，保持沉静乐观，愉快知足，莫说人非，避免老气横秋。

(2)多用脑，勤思考：大脑是主宰人体各器官的司令部，大脑的衰老必然导致各个脏器的衰老，并且大脑对人类的知识、智能和思维具有重大影响。因此，老年人更要多用脑，勤思考，使脑细胞和组织器官不萎缩。其实，只要有强烈的求知欲，即使高龄老人也仍能掌握新知识。因为老年人的理解力与判断力不容易降低，容易降低的是记忆、计算能力。当然，在提倡用脑的同时，必须强调要合理地、科学地用脑，而平时起居有常，生活作息有规律，对保护大脑的健康是十分重要的。掌握一些必备的心理卫生知识，学会心理的自我保护。

(3)处理好人际关系：对老年人来说，最重要的是处理好各方面的人际关系(包括家庭成员、亲朋好友等)。在生活中家庭成员应和睦相处,感情融洽。老人对子孙既不能过严,也不能溺爱;既要重视他们的智育,又要重视他们的德育和美育。老人要以自己良好的世界观、道德情操、生活作风等影响自己的小辈,而小辈则要从老人身上学习优良的传统及可贵的经验,并要充分理解老人的心理状态,尊重、体贴、爱护和照顾老人,这样才能使老人更好地、兴致勃勃地为社会做些有益的工作,进而推迟老人的心理衰老。

此外,老年人要广结朋友,包括青少年朋友、异性朋友。遇到一些不愉快的事时,要在知音好友中宣泄出来,以利于心情舒畅,保持心理平衡。结交知音,经常谈心。老年人难免会遇到一些不愉快的事,知音好友互相安慰,交流情感,有助于心情舒畅,对保持心理平衡起到重要的作用。

(4)积极参加社会活动:不断更新思想观念,更新生活内容,善于寻找生活乐趣,保持对美好事物的激情,热爱生活。积极而适当地参加一些社会活动,上音乐茶座,看电视新闻和众多的书报,多读、多看、多听一些东西;培养广泛的兴趣爱好(如书法、音乐、戏剧、绘画、养花、集邮等),以激发人的智慧,陶冶情操,做到与众同乐,喜当"顽童"。多一些爱好,可充实人的内心世界,排除烦恼和郁闷,保持愉快的心境。

(5)参加体育锻炼:体育锻炼不仅可以改善和加强老年人的生理功能,增强体质,增加抵抗疾病的能力,而且还可丰富晚年生活,增添生活乐趣,使精神振奋,心情愉快,提高信心,增加主动积极地安排好晚年生活的勇气和兴趣,从而增强老年人的心理功能。但是,体育锻炼选择的项目一定要适合自己的体质状况,否则害多益少。体育锻炼要持之以恒,三天打鱼,两天晒网是无济于事的。

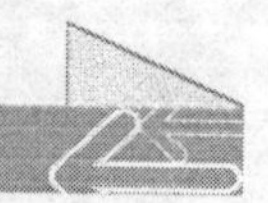

九、老年人“丧偶综合征”

丧偶事件在诸多压力事件中，被列为最严重的压力事件，对个人死亡率、身心健康、罹病情形都有很大的影响，尤其老人在进入老化阶段已承受各方面的改变，若再加上配偶死亡，无疑是一个严重打击。专家指出，丧偶后死亡率增加一倍以上，丧偶老人在自评健康问题呈显著增加。丧偶的老年人常悲痛欲绝，终日思念老伴，心情抑郁，严重者在情绪上极度压抑，甚至出现自杀的行为。这种现象医学上称为“丧偶反应”或“丧偶综合征”。

在影响健康的生活变故中，以配偶死亡列在首位，特别是老年丧偶对配偶的冲击最大、最强烈。有数据显示，在丧偶之后的 6 个月内，个体免疫功能可下降到原来的 1/10，很容易诱发各种身心疾病或促使原有疾病恶化。因此，老年丧偶为一急待解决问题，协助老人走出丧偶阴影是非常重要的课题。

（一）丧偶老年人的心理状态

在中国，老年人中绝大多数都是相濡以沫共同生活了几十年的老夫妻，共同的生活习惯、生活经历，把他们紧紧联系在一起。老年丧偶，会对未亡人的生活带来很大的冲击，会产生强烈的不稳定感。对于这种消极心态如及时进行适当调适，有利于老人的身心健康。

虽然人们都懂得老夫老妻不可能同日走的道理，但经历过了几十年的沟沟坎坎和磕磕绊绊后，两个人正相携安度晚年之时，倘若一方“先走一步”，必定会给另一方在精神上造成巨大的创伤。对所爱之人死亡的强烈心理痛苦及忧伤叫哀伤。有的老人仿佛失去了精神支柱，悲哀、彷徨、失落、孤独、无依等情绪交织心中，丧失了继续生活下去的信心与勇气，这种状态叫丧恸。一般而言，丧偶的丧恸和哀伤发生于丧偶后3个月内，持续半年到一年，有些人则持续更久。在标准的成人丧恸过程中，典型者会经历4个阶段。

第一阶段：麻木期。与老伴洒泪告别之后，总觉得对不起逝者：为什么过去常常对他（她）发脾气，为什么没有坚持让他（她）去医院检查，甚至认为对方的死自己负有主要责任。于是，生者精神恍惚，心理负担沉重，吃不下饭，睡不好觉，在言行上还会出现一系列反常现象。

其特征是震惊、麻木、否认、不相信。丧偶初期老人悲痛欲绝，终日沉浸在回忆老伴的悲伤心情之中，对周围人和事物麻木不仁，毫不关心，言语和动作明显减少，不思饮食，注意力不集中，自感记忆力衰退。这个过程会持续许多天，甚至几个月。

第二阶段：抑郁期。生者在剧烈的情感波涛稍稍平息之后，会进入一个深沉的回忆和思念阶段，在头脑中经常出现老伴的身影，时常感到自己是多么的凄凉和孤寂。包括思念及沮丧，动弹不得，通常会在5～14天内达到高点，也可能持续更久。哭泣、空虚、无望、不真实、与他人疏远、脑海中充满死者的影像，这些在第二阶段都很常见。其特征包括愤怒、暴躁、失眠、害怕、不易专心及体重下降等。此一时期有1/3老人回忆老伴在世时的情况，并责备自己平时对老伴不好，对不起老伴。1/5的老人责备子女平时对老伴不关心。丧恸者往往会将死者理想化，只保留"尊敬"的成分却忘记死者的错误过失，还会觉得老伴的死亡与自己有关系，而发生自杀行为。通常有 3 种因素，会造成配偶死亡后生者陷溺于哀伤之中：意外死亡、对婚姻的矛盾感觉，以及过度依赖配偶者。

第三阶段：恢复期。在亲朋好友的关怀和帮助下，终于领悟了"生老病死乃无法抗拒的自然规律"这个道理。于是，理智战胜了感情，身心渐渐恢复了常态，从而以坚强的毅力面对现实，又开始了全新的生活。

从对所爱之人的思念中解放出来，并对新状况做调适。情绪稳定，开始正视现实，利用资源，并寻求建立新均衡，以便得到一些满意及安慰。随着时间推移，生活也有规律，对老伴死亡有正确的认识。有些人大概 6～8 周就能完成这个阶段的心理情绪调适，有些人却需要数年之久。

第四阶段：重建认同。当事人在没有逝者的情况下，重建新关系并承担新角色。在这个阶段，约有一半以上的生者报告说，从丧恸中得到一些益处或成长。这些收获包括对自我依赖、信心的增加、更关心家人及朋友、生活更活跃、并且更珍惜存在。

(二)伤感是老年人的养生大忌

老年期可以说是一个人开始"丧失"的阶段。一个人出生后，随着心智发展所获得的各种基本生活能力，不但在人生的老年期开始丧失，连自己的健康、职业、各种功能、年轻的外表、主动的角色及社会地位都在逐渐消失。到最后则必须面对配偶死亡，以及自己生命丧失的困境。而老年人本来就有一种难以忍受的孤独感和失落感，相依为命的配偶是生活的依靠和精神支柱。一旦不幸丧偶，精神上的创伤更为深重，加上对于未来命运无法掌握，那种无助感会因为老年人周围可以依靠的人减少而越来越严重。许多老人因此陷入痛苦深渊不能自拔，严重损害老年人的身心健康。

老年人要保持健康，最重要的是要保持身心健康，防止伤感尤为重要。须知，伤感是老年人养生之大忌。

伤感，是老年人中很普遍的情绪。造成老年人伤感的原因很多，归纳起来大致有如下三个方面。

第一，怀旧人老恋旧事，喜欢追忆过去的美好时光。生活中有的老年人总喜欢拿过去和今天比，而且大多数情况是拿过去的好处和今天的不足比，因此越比对往昔的怀恋之情越重，甚至对今天的一切都看不惯。过多地沉湎于对往事的回忆，失落感越发加重，天长日久，性格也会随之变得孤僻。

第二，老来失伴，挚友作古，都会使老年人痛心疾首，悲伤过度，极易伤身损志。老年人的心理活动是很复杂的，如果自身缺乏寄托，很容易使精神崩溃。

第三，老年人产生失落感是很自然的。如离退休后在家无所事事，一改往昔的忙忙碌碌，清闲的日子往往感到更累。又如，老年人有时一些愿望得不到实现，在平常是很自然的，也能正确对待，但此时“老了，不中用了”的感觉便会油然而生。

(二)给予丧偶老年人的心理关怀

丧偶老人的心理调适很重要，而且很大程度上取决于

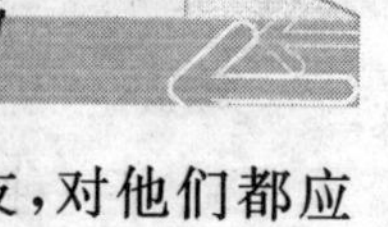

家庭和社会环境。无论是子女，还是亲朋好友，对他们都应理解、体谅、关怀，给以必要的支持，帮助他们树立起生活的信心，让他们迎着火红的夕阳，坚强、乐观地生活下去。

第一，创造一个和谐、融洽的家庭环境，使老人感受到子女的温暖和关心，协助老人走出丧偶阴影。作为子女，对待老人最重要、最关键的是心理上的关心和爱护，多给予心灵的沟通，以及对老人的认同。

有句话叫作"树老怕空心，人老怕冷清"，老人渴望情感关爱，盼望心灵慰藉，需要与子女们一起交流沟通，在亲情融洽的氛围里享受天伦之乐。所以，我们要做的是多和老人拉家常，外地工作的子女多打电话对老人嘘寒问暖，多倾听老人的心声，使老人感到亲情的慰藉，驱散老人心中的孤独和忧郁；同时，要不断地肯定老人以前的成就、创造的价值、对家庭的重要贡献，让老人觉得家人都很重视他，使老人感到快乐、温暖和幸福。

第二，平时要陪老人多进行一些适合于他的活动。比如多参加和老人在一起的康乐球、太极拳等户外集体性的活动。户外活动不仅可以呼吸到新鲜空气，还可以通过各种活动来调节自主神经，达到保持身体健康，精力充沛及心理愉悦的目的。

第三，暂时让老人离开原来的生活环境，避免触景伤情，也能增加理智，调整生理和心理的低潮阶段，逐渐恢复生活的自主能力。

（四）丧偶老年人的自我心理调适

老年人丧偶后切勿过度悲伤，这样会影响自己的身心健康，影响机体的免疫功能，常诱发其他疾病，导致早衰。为了尽快地从悲伤中解脱出来，应当积极地进行正确的心理调适，调整自己的生活。协助老人走出丧偶悲痛，减缓丧失亲人的情感危机应做好以下事项。

1. 正确对待生死

认识生老病死是人生的规律，把老伴去世看成是“先走一步”，这样心境较平稳，不会过度哀伤。

2. 短期改变生活环境

老年人要丰富生活内容，寻找精神上的寄托。克服不良情绪，有意识地充实生活内容，并结识一些老年和中青年朋友，生活在群体的友爱之中。留心别人衰老后的性格变异，然后再反躬自看，就能克服变异，保持心理、精神上的卫生，才能有益健康长寿。

3. 抒发压抑的心情

丧偶的悲伤深深压抑在老人心中，久久无法消逝，因而引发心理问题，如果把抑郁的心情宣泄出来，如大哭一场，将思念之情讲出来，如此可减轻丧偶之痛。

4. 变换房间的布置

适当改变一些原来的生活习惯，尝试新的生活方式。将与死者有关的物品妥善收藏、处理，以避免不必要的刺激。

5. 培养广泛的生活情趣

培养兴趣爱好，有精神寄托，琴棋书画、栽花养鸟，寻找生活乐趣，恢复自己的信心和生存意志。

6. 寻求专家帮助

如因亲人去世心情不好，自我调整有困难，应求助心理咨询和心理治疗，以预防心理疾病的发生。

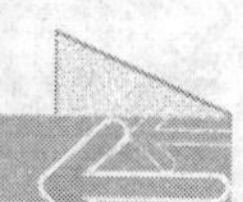

7. 考虑再婚

突破传统观念的束缚,可以考虑再婚的可能性。再婚有利于摆脱漫长的孤独寂寞,有个新老伴,白天有说有笑,夜晚有人帮忙暖被,生活将更有滋味。不过,再婚应该慎重,不要草率,以免自添麻烦。

十、老年人"黄昏之恋"

随着老龄化社会的不断逼近,老年人逐渐成了一个巨大的人群。在现实生活中,很多老年人往往是单身的情况,这对他们老年的生活是很不利的。也正因为这样,老年人的婚姻问题开始为社会所重视,老年人再婚也越来越被社会所接受。每个成人都有追求家庭幸福的权利,丧偶老人也同样具有这种权利。我国已进入高龄化社会,在大力提倡健康高龄化之际,丧偶老人再婚具有十分现实的意义

联合国在 1982 年召开大会讨论老化问题时,曾提到:"离群索居,自处于生活的老人中,老态龙钟的情形为其他老人的六倍。""孤独老人的死亡率,比有配偶的老人,要高出 50%。"管子入国篇中,也有"五曰合独",即是"取鳏寡而和合之",也就是所谓的"黄昏之恋"。

(一)老年人再婚的好处

第一,丧偶老人顺利再婚是健康高龄化社会的表现。因为在高龄化社会之中,老年人是重要的群体,他们的合理意愿能否得到满足,再婚意愿可否实现,是社会实现健康发展的重要指标。

第二，老年人再婚有利于减轻子女的精神负担。很多单身老人的子女往往都有自己的家庭，他们忙碌于工作与小家庭之间，没有太多的时间去照顾老人，也因此常常担心老年人的状况，担心老年人出现心理问题。如果老年人再婚的要求和愿望得到满足，就可以减轻一部分子女挂念老人的精神负担，也有利于减少和防止嫌弃老人行为的发生。

第三，老年人再婚有利于抚育下一代。家庭是子女成长的摇篮，目前我国的家庭多系双职工，夫妻早出晚归，对子女的抚育出现了不少问题，不利于下一代的成长。如果老年人再婚，不仅老夫老妻可以互相体贴照顾，而且他们精神愉快，身心健康，还可以分担抚育后辈的任务。

第四，老年人再婚可以实现自我保障，减轻子女负担。随着社会工业化、经济发展，家庭结构核心化，老年人和子女同住、一起生活的比例下降，老年夫妻家庭生活的比例逐渐提高。丧偶老人再婚后双方在生活上互相照应，情感上互相交流，经济上互相扶持，形成老年养老的新方式，也可减轻子女照料老人的负担。

第五，老年人再婚是解决老年人精神孤独问题的良方。老年人与社会接触的机会比其他年龄段的人少得多，所以怕孤独是老年人的通病。但是在现代社会中，人情淡薄，竞争加剧，老年人更容易产生孤独寂寞的感觉。透过再婚觅得良伴，使老年夫妻彼此依赖，情感有所寄托，生活才有意义。

第六，丧偶老人再婚也是生理上的需要。老年人的性功能虽然随着年龄增长而逐渐衰退，但从生理角度来看，老年人仍然有性生活的需要。适度的性生活，能刺激大脑神经系统，使机体增加适应力，有益于身心健康。有研究表

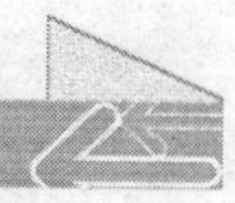

明:经济条件和生活条件相同的老年人,鳏寡者的死亡率比有配偶的死亡率高。

第七,老年人再婚还有利于减轻国家对孤老者的负担。我国目前还不能把老年人特别是孤老者的生活问题全部包下来。如果有条件的丧偶老人求偶结合,这样可以使一些孤老者有新的归宿,可以减轻养老院和民政部门的负担。同时也有利于使老年人的精神得到安慰,心理健康发展。

因此,老年人再婚无论是对老人个人、家庭还是国家来说,都是有益的事情。

(二)老年人再婚的心理障碍

老年人再婚考虑的问题与年轻人的婚姻不同。种种疑虑笼罩在心头。

老年人的再婚障碍,不是来自于子女的反对和社会的封杀,最大的心理障碍来自于他们自己的内心。由于受封建的婚姻道德观念影响较深,老年人再婚存在着一些心理障碍。对于来自老年人自身的心理障碍和自我束缚必须受到重视。

1. 羞怯心理

本来,老年人求偶、再婚,建立新的家庭,相互关心照顾,是老人晚年生活的需要,是正大光明的。然而,由于不少老年人受传统观念的影响甚深,旧的婚姻观念把他们禁锢起来。他们视传统的婚姻观念为准则,视老年人结婚特别是再娶、再嫁为丑事。特别是一些农村老年妇女,把夫死守节作为美德,认为“好女不嫁二男”,所以对再婚问题根本就不曾想过,或者根本不敢想。

2. 惧怕心理

许多老年人饱尝丧偶后的孤独之苦，再婚欲望强烈，但是前怕狼，后怕虎。他们虽然知道国家法律允许并支持老年人再婚，但是仍存在以下“五怕”心理。

一怕社会舆论，怕别人的鄙视。

二怕儿女、亲朋反对，虽说“满堂儿女不如半路夫妻”，老人虽有再婚的自由和权利，但如为此闹得家庭不睦，儿女远离，日子也过不好。

三怕有了老伴给家庭带来不和。

四怕财产出纠纷。稍微有点家底、存款的，一旦老人故去怎么分配？再婚的另一方和双方的子女，都可能在家庭财产上有所动议。

五怕牵手不到头。婚姻的稳定性，在老人再婚的身上照样存在。再婚不久又分手的事不是一星半点，这里的因素挺多，有为钱的，有称霸的，有异心的，有患病的。总之，怎么弄也合不拢。有这方面顾忌的老人，不愿意没事找事，愿意自己过踏实的日子。因而在行动上总是小心翼翼，缺乏足够的勇气。还有些老年人有思想顾虑，怕再婚引起与子女的感情隔阂或伤害了他人的感情。虽然有了老伴，感情上有所依靠，但在日常生活中还有许多需要子女照顾的时候，特别是日后身体有病甚至失去自理能力以后，更需要有人床前侍奉，自己的子女不情愿，对方的子女也指不上，反而落得无人管。

3. 孤独心理

有的老人丧偶多年，自己忍受了孤独和痛苦，心中吞咽了许多凄苦和辛酸；一些守寡多年的妇女，丧偶后就做好了

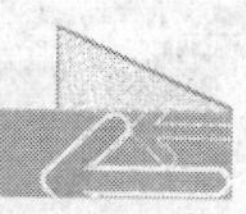

孤苦伶仃,苦度晚年直至死而后已的准备,因而觉得熬了这么多年了,再婚岂不"前功"尽弃?越是在文化落后的地区,持这种心态的老年人也就越多。结果,使得几度重新燃起的爱情火苗都默默地熄灭了,对重建家庭失去了信心,自己仍生活在孤苦之中。

4. 迟疑心理

担心老伴不如意。再婚前的互相了解与体察,能看到的只是一部分,真正同屋相处,性格、习惯、生理等问题,慢慢就明朗了。一些老人由于丧偶时间过长、情绪低落、精神失调,长期没有性生活而导致性欲淡漠、性能力衰退,以致再婚后不能引起性兴奋,这种心理性性功能障碍,常会引发新的矛盾。这时,男女双方会不约而同地要以自己以前的另一半作比较,比得不客观、不科学,念起旧情,再婚的质量就不同程度地受到影响。老人老念叨原配如何如何,令新配产生不满,如果新配比原配强,原配子女会产生反感,折射到老人身上也不舒坦。

(三)老年人再婚的心理准备与调适

对配偶早逝或离异的老年人来说,都将面临一个再婚的问题。老年人对再婚应持慎重的态度,绝不可草率从事,没有感情的婚姻是沙漠上的楼阁,会随时倒塌,再婚对老年人的体力、精力都是一个严峻考验。但如果认准了路,就要消除各种顾虑,如社会舆论的压力、子女反对的压力,大胆往前走。

1. 老年人再婚前的心理准备

首先,老年人想要再婚并获得婚姻幸福,除了社会各方面的理解和帮助外，要冲破封建世俗的偏见，理直气壮地表达自己的心愿。打破传统婚姻道德观念的束缚和禁锢，把老人求偶、再婚真正视为正大光明的事，理直气壮地去追求、去争取。

其次，再婚前最好先同子女打招呼，让他们在思想上精神上有所准备。作为老人要尊重子女的感情。子女对逝去的父（母）的思念，是需要有一个淡化过程的。如果老人丧偶后急于再婚，子女在感情上是接受不了的，所以应相对时间长一点儿再考虑再婚。对一时思想不通的子女，要主动做工作，晓之以利弊，争取得到子女的理解和支持。

另外，老年人再婚前，要从思想上准备改变自己多年来的生活模式，与新的伴侣在共同生活中，平等相待，民主协商，互相适应，切不可主观武断，更不可有大男子主义，要合理分担家务，建立起和谐的生活模式，共度晚年。

再婚前，要处理好财产问题。我国婚姻法规定，配偶去世后，子女要求继承其中应得的一份是合法的。即使财产不多，老年人要把它作为今后生活的保障，也应向子女讲明，求得子女的谅解，其实也减轻了日后子女对老人的负担。

2. 老人再婚后的心理调适

老年人再婚也要以爱的需要为主线。不少老年人再婚后并不幸福或速配速离，原因就是缺乏坚实的爱情基础，草率从事，结果给老年人再次造成伤害。因此，老年人再婚前必须矫正不良的再婚心理动机，只有从爱的需要出发，再婚后才能得到真正的幸福。

老年人再婚后应特别注意培养双方的感情。因为老年人可塑性较差，要改变已养成的生活模式是有困难，再婚后

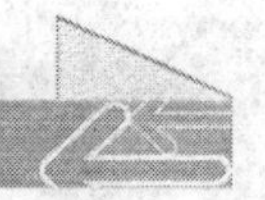

双方一有矛盾，就会与前妻或前夫相比较，容易产生感情上的不谐调而导致婚姻破裂。为了使双方迅速建立融洽的感情，呵护这朵迟来的爱情之花，应注意如下五方面。

第一，要尽快摆脱前妻或前夫的影子。这显然不是易事，但必须努力去做，如在征得对方的同意和理解之后，将故人的物品搬走，以免引起睹物思人的尴尬；尽量不在对方面前提与故人相处的情景，或尽可能不去进行二者的比较；多了解一些对方故人的情况，努力比对方故人在各方面做得更好一点儿。

老年人总喜欢沉湎于过去的回忆之中，在心理学上称此为回归心理。要克服这种心理，关键在于双方都应认识到，过去的已经永远过去了，面对新的家庭，转移参照物，严于律己，宽以待人，努力消除矛盾，不断对自己进行心理调适，以使双方逐渐和谐。只有互相理解、互相尊重和信任，才能创造美满幸福的新家庭。

第二，要注意不去触动各自心理上的敏感点。例如，双方条件的优劣问题、对方带来子女的问题、彼此间的信任问题，特别是那些因受过严重刺激而竭力回避或厌恶的事情，即对方的心里创伤、感情上不幸的烙印，并且时时注意培养新的感情。经过上述努力，再婚夫妇的关系就会变得和谐起来，就能建立起一个新型的幸福家庭。

老年人有比较稳定的性格、兴趣和爱好。这就要求老人再婚后尽快了解对方的心理特点，正确对待不同个性、性格和习惯，注意互相尊重、互相谅解。再婚老年人常有对不起已故老伴的自责心理，可应用一些积极、愉快的活动来避免这种心理。为了减少悲伤，不妨把老伴遗物收藏起来，将注意的重点转到现在和未来的生活中，不要老是回忆往事。

第三，老年人再婚后，都有一个家庭关系的“磨合期”，或称为“婚后危险期”。要特别重视家庭关系的磨合、调适，尽快达到和谐。老年夫妻双方应在生活习惯上相互适应，既要尊重对方，又要包容对方的缺点，弥补对方的不足。要相互尊重对方的感情，允许对方有自己生活的秘密，允许对方对已故老伴的怀念；并从各方面给予更多的抚慰，帮助对方从伤感中解脱出来，这将会进一步增进双方的感情。

第四，再婚夫妇应克服“排他”心理，把双方子女都看成自己的孩子，尽到父母的职责，在衣食起居等一些生活小事上要一视同仁。只要从思想到行动，对双方子女一碗水端平，视非亲生为亲生，就没有搞不好关系的。只要你的行动得到了对方及其子女的尊敬，这个新型的家庭就会充满笑声。

第五，要处理好新家庭的经济问题，它不单单是几个钱的问题，往往同双方的感情有着直接的联系。它可以成为巩固发展夫妻感情的催化剂，也可以成为导致不幸的导火线，切不可看轻。希望老年人都能老来有伴，和睦幸福。

十一、老年人离退休综合征

所谓离退休综合征，是指老年人由于离退休后不能适应新的社会角色、生活环境和生活方式的变化而出现的焦虑、抑郁、悲哀、恐惧等消极情绪，或因此产生偏离常态的行为的一种适应性的心理障碍。这种心理障碍往往还会引发其他生理疾病、影响身体健康。据统计，1/4 的离退休人员

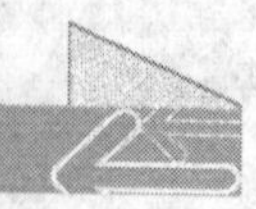

会出现不同程度的离退休综合征。

(一)老年人离退休综合征的心理原因

1. 失落感

老年期亦被老年人称作丧失期,因为老年人认为自己在退休后,丧失了工作,丧失了权力和地位,丧失了金钱,丧失了人际关系,丧失了健康的身体等。说话不管用了,求人办事也难了,无奈地发出老而无用的感慨,有些老年人甚至怨天尤人,牢骚满腹,要知道这是与他们的人生经历和现实境遇密不可分的,而且这种极度的失落感会使老人们感到年老就意味着丧失。

2. 孤独感

工作退下来了,社会的角色转变了,各种社会活动减少了,经济收入下降了,家庭的主导地位被替换了,若再加上身体衰弱多病,行动多有不便,更少参加社会交流。遇上同年龄的至亲好友陆续去世,特别是丧偶的老人,活动范围变得狭窄起来,生活的天地在缩小,再加上老来少朋寡友、孑然一身,更是凄凉至极。老年人最怕孤独,这种孤独无援的境地,很容易使老年人产生被遗弃感,从而对自身价值及生命存在的意义表示怀疑,甚至是绝望。

3. 空虚感

每天早出晚归忙忙碌碌不会有空虚感,有事业,有追求,有精神寄托也不会有空虚感。

(二)老年人离退休综合征的表现

主要表现为:孤独、空虚和严重失落感,体力和精力减退明显，自卑心理严重，甚至产生“日落西山，面临末日”的心理变化。情绪忧郁，焦虑紧张，心神不定，喜怒多变，情绪不稳，难以自制自控。有的人愁眉苦脸，整天怨天尤人，悲观厌世，对外界事物缺乏兴趣。

更有甚者，惶惶然坐立不安，恍惚失态。对事物毫无情趣和活力，懒散乏力，不爱活动，反应慢，严重时到麻木迟钝状态。看到老朋友、老同学、亲朋好友或病或死，相继离去，大有“兔死狐悲”之感。

心理上老化现象加快，自感脑力和体力不支，悲观失望。促发多种身心疾病。由于身心功能障碍和免疫代谢能力下降，不少人退休前身体状况较好，一退休很快重病缠身，甚至短期内死于癌症或心脑血管疾病，严重影响老年人的身心健康。有心理学者曾对某市 20 位同一年从处级岗位上退下来的干部进行追踪调查，结果发现，这些退休时身体并无大碍的老年人，两年内竟有 5 位去世，还有 6 位重病缠身。可见，离退休真是一道“事故多发”的坎。

上述疾病的发生，主要是一些人从几十年有规律和有节奏感、责任感的在职生活，变成无约束的自由支配时间的退休生活，而产生的孤独、寂寞、空虚、焦虑或忧愁等心理的或生理的症候群所致。

(三)离退休综合征的心理关怀

各级组织要从思想上关心离退休老年人，使他们跟上时代前进的脚步。应定期组织他们进行一些时事形势教育和政策法规教育，组织他们参加一些有教育意义的参观考察活动，看看改革开放以来的外部世界，以开阔他们的视野。

应该重视发挥小区的纽带作用。退休后，老年人的第一活动场所是家庭，而第二活动场所就是小区。在构建小区养老保障体系的工作中，北京、上海、南京都做出了非常有建设性的工作。小区在应对离退休老年人方面，首先应该提早接触，建立即将退休老人的档案，欢迎他们回到小区。其次，把老人融进小区，让他们没有离退休的失落与孤独。可以多为老人组织和开展各种有益于老人身心健康的活动，包括娱乐、学习、游戏、体育活动，或老有所为的公益活动，如给小区的小朋友讲故事、照顾那些因父母工作繁忙而得不到照顾的孩子等，只要老有所为，老人们自然会感到老有所用、老有所乐。

（四）离退休综合征的自我心理调适

退休是人生命发展的自然规律，因为这时人的生理功能开始衰退，体力和智力都明显不及过去，许多疾病已经或正在产生，故到了法定年龄，理当高高兴兴地退休。退休后也绝不是无事可做，应根据自己的体力、精力情况，确立一个目标，订出一个计划，或继续关心过去所从事的事业，出主意，当参谋；或系统总结自己的经验，著书立说，写回忆录；或参加各种协会，继续进行科学研究和技术咨询工作。但不管干什么，其中一个重要任务是加强自我保健，积极学习养生之道，避免或减少疾病的发生；若已患有疾病，则应在医生指导下，努力康复。

1. 调整心态，顺应规律

衰老是不以人的意志为转移的客观规律，离退休也是必然的。这既是老年人应有的权利，是国家对老年人安度晚年的一项社会保障制度，同时也是老年人应尽的义务，是促进职工队伍新陈代谢的必要手段，老年人必须在心理上认识和接受这个事实。而且，离退休后要消除“树老根枯”“人老珠黄”的悲观思想和消极情绪，坚定美好的信念，将离退休生活视为另一种绚丽人生的开始，重新安排自己的工作、学习和生活，做到老有所为、老有所学、老有所乐。

正确认识离退休，要理解新老交替、新陈代谢是自然辩证法，是人类社会发展的规律。实行离退休制度，是社会主义现代化建设的需要，有利于实现干部队伍的革命化、年轻化、知识化、专业化，有利于选拔和培养革命事业的接班人，使革命事业后继有人。

2. 发挥余热，重归社会

要合理地设计离退休后的生活。一般来说，离退休后的生活规律、生活习惯变化比较大，老年人应该根据自己的健康状况和兴趣爱好，尽量创造条件，为自己尽快地找到适当的“新岗位”，并且主动地参与社会发展，在外界的支持、鼓励和帮助中，不断提高适应新环境的能力。

离退休老人如果体格健壮、精力旺盛，又有一技之长的，可以积极寻找机会，做一些力所能及的工作，发挥余热，为社会继续做贡献，实现自我价值。另一方面使自己精神上有所寄托，使生活充实起来，增进身心健康。当然，工作必须量力而行，不可勉强，要讲求实效，不图虚名。

3. 善于学习，渴求新知

激励自己乐观、健康、有所作为的欢度晚年。老年人自己要防止和克服离退休后那种不服老、不服气的脱离实际的想法，或追求安逸，无所事事的想法，鼓励自己对未来生

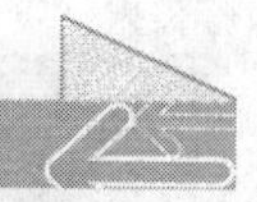

活充满憧憬、向往和追求，树立人生第二青春的奋斗目标，树立对美好生活的新的信念，以保持继续进取的动力，战胜晚年生活中的困难与曲折。激励自己不断增强进取心和社会责任感，同时又要量力而行地尽自己能力，不当消极悲观的落伍者。

“活到老，学到老”，正如西汉经学家刘向所说：“少而好学，如日出之阳；壮而好学，如日出之光；老而好学，如秉烛之明。”一方面，学习促进大脑的活动，使大脑越用越灵活，延缓智力的衰退；另一方面，老年人要通过学习来更新知识，社会变迁风起云涌，老年人要避免变成孤家寡人，就要加强学习，树立新观念，跟上时代的步伐。

4. 培养爱好，益智怡情

许多老年人在退休前已有业余爱好，只是工作繁忙无暇顾及，退休后正可利用闲暇时间充分享受这一乐趣。即便先前没有特殊爱好的，退休后也应该有意识地培养一些，以丰富和充实自己的生活。应继续学习新知识，看书读报；写字作画，既陶冶情操，也可锻炼身体；种花养鸟也是一种有益活动，鸟语花香别有一番情趣；另外，跳舞、气功、打球、下棋、垂钓等活动，都能使参加者益智怡情，增进身心健康。

5. 扩大社交，排解寂寞

退休后，老年人的生活圈子缩小，但老年人不应自我封闭，不仅应该努力保持与旧友的关系，更应该积极主动地去建立新的人际网络。良好的人际关系可以开拓生活领域，排解孤独寂寞，增添生活情趣。在家庭中，与家庭成员间也要建立协调的人际关系，营造和睦的家庭气氛。夫妻间要互相体谅、互相照顾；不要过分依赖或多干预子女，要大事清楚，小事糊涂。

6. 生活自律，锻炼身体

老年人的生活起居要有规律，离退休后也可以给自己制订切实可行的作息时间表，早睡早起，按时休息，适时活动，建立、适应一种新的生活节奏。同时要养成良好的饮食卫生习惯，戒除有害于健康的不良嗜好，采取适合自己的休息、运动和娱乐的形式，建立起以保健为目的的生活方式。

7. 稳定情绪，治疗疾病

老年人出现身体不适、心情不佳、情绪低落时，应该主动寻求帮助，切忌讳疾忌医。对于患有严重的焦躁不安和失眠的离退休综合征的老人，必要时可在医生的指导下适当服用药物，以及接受心理治疗。

退休综合征一般经过半年到一年时间的反应，个别人需要稍长的时间。这种现象对绝大多数刚退休的老年人是一大困扰，影响了他们的身心健康水平。老年人如注意探讨和解决好这一问题，将对自己的身心健康具有重要意义。

十二、老年失眠症

失眠也是老年人的多发问题。表现为躺在床上半天无法入睡，或者稍微有点动静就容易受惊而醒，再无法入睡。或者有的人每天凌晨三四点醒了，就一直到天大亮也不能睡安稳。白天则昏昏沉沉，头脑不清，感到反应迟钝，做事没效率，还容易发脾气。长期的失眠很容易引起老年人身体及心理上的疾病。

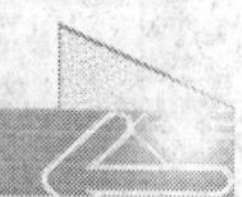

1. 老年失眠症发病原因

(1)生理性因素:年龄越大,睡得越少。众所周知,神经细胞随年龄的增长而减少,而睡眠是脑部的一种活动现象,由于老年人神经细胞的减少,自然就能引起老年人睡眠障碍,而失眠则是最常见的症状。

(2)脑部器质性疾病:老年人随着年龄的增长,脑动脉硬化程度逐渐加重,或伴有高血压、脑出血、脑梗死、痴呆、震颤麻痹等疾病。这些疾病的出现,都可使脑部血流量减少,引起脑代谢失调而产生失眠症状。

(3)全身性疾病:进入老年,全身性疾病发生率增高。老年人多患有心血管疾病、呼吸系统疾病,以及其他退行性脊椎病、颈椎病、类风湿关节炎、四肢麻木等。可因为疾病本身或伴有症状而影响睡眠,加重了老年人的失眠。

(4)精神疾病:有关资料统计,老年人中有抑郁状态及抑郁倾向的比例明显高于年轻人。抑郁症多有失眠、大便不通畅、心慌等症状,其睡眠障碍主要表现为早醒及深睡眠减少。随着患者年龄的增长,后半夜睡眠障碍越来越严重,主诉多为早醒和醒后难再入睡。

(5)心理社会因素:各种的心理社会因素可引起老年人的思考、不安、怀念、忧伤、烦恼、焦虑、痛苦等,都可使老年人产生失眠症。主要特点为入睡困难,脑子里想的事情总摆脱不掉,以致上床许久仍辗转反侧,就是睡不着。或者刚刚睡着,又被周围的声响或噩梦惊醒,醒后再难以入睡。

(6)环境因素:这也是引起老年人入睡困难及睡眠不安的原因,如屋居临街、邻居喧哗、周围环境嘈杂等,亦可使老年人难于入睡。环境杂乱不宁,还易将睡眠浅的老年人吵醒而不能再入睡。

(7)药物因素：睡前服用了引起神经兴奋的药物，如治疗结核病的异烟肼，治疗喘息的麻黄素、氨茶碱等，易产生兴奋而难以入睡。另外，左旋多巴、苯妥英钠等都能引起老年人失眠。左旋多巴不但能引起失眠，而且还可引起噩梦，扰乱睡眠。夜间服用利尿药会增加夜尿次数，造成再度入睡困难。

2. 老年失眠症的表现

主要表现为精神易兴奋，入睡困难，醒了又睡、时睡时醒、整晚失眠，控制不住。体力活动耐力降低，耐受力很差、情绪不稳定、易怒易激动、有心烦失眠、食欲减退、记忆减退、精神疲乏、头晕头痛及阳痿、无法安睡、多梦、性功能减退和性生活频率降低、早醒等。然后发展为明显的无事猜测，多疑多虑，怕别人笑话他，常为自己的安全而提心吊胆，瞻前顾后，惶惶不可终日。还常常由于身体上的不适感，或听到别人说某种疾病如何危险，往往导致精神焦虑、情绪烦躁、失眠多梦、心悸等。病程可达数十年，症状可间歇出现，病情容易反复。

3. 老年失眠症的心理关怀

(1)心理安慰：对身患情绪性失眠的老年人，医生和家人要注意做好心理安慰工作，尽量让他们生活得愉快、舒心，减少不良的心理因素干扰。

(2)改造卧室环境：适宜的卧室环境也是尽快进入睡眠状态、摆脱老年失眠症的重要因素之一。卧室要亮度适宜、空气流通、温度适宜，避免出现各种噪声，同时床上的被褥也要清洁柔软。维持合适的睡眠状态，应有一个安静、清洁

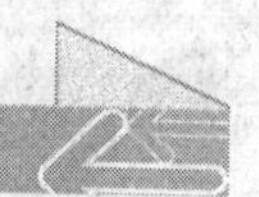

舒适的环境。卧室保持光线黑暗和安静,室内温度不宜过冷或过热,湿度不宜过高或过低。睡前开窗通气,让室内空气清新,氧气充足,但应防感冒。

(3)规律作息时间:老年人失眠症的调养建议包括作息时间要有规律。遵循有规律的睡眠时间表,每天同一时间上床,同一时间起床,周末亦如此。

睡眠时间要放在晚间,白天可以适当地进行一些体育锻炼,如晨跑、散步、打太极拳等。有睡意时再上床,最好不要在床上看书、看电视。特别睡前不要看有兴奋、有刺激性电视节目。

(4)定期体检:老年人要注意定期体检,及时发现和控制有关疾病,以减轻疾病所致失眠的发生。有些药物在治疗疾病时也能引起失眠,如老年人常用的抗高血压药、利尿药、治疗甲状腺疾病的药物、激素类和中枢兴奋药等,在服用期间应提高警惕,必要时进行药物调整。

(5)不依赖安眠药:一旦出现失眠,不能单靠药物控制,首先要从生活方式、饮食、运动与心理方面进行调理,效果不佳方可考虑药物治疗。适用于老年人的失眠药多为中长半衰期的苯二氮䓬类衍生物,如硝西泮、艾司唑仑、硝基去氟西泮等。应在医生指导下遵医嘱用药,不要突然停药或大剂量用药,以防止引起“反跳”现象。

(6)饮食调养:饮食疗法往往很有效,晚餐可以吃些含脂肪的食品;就寝前可酌量饮用含酒精的饮料,如少量红酒。对经常受困于失眠症的老年人,应以清淡滋补为原则进行饮食调养,吸烟饮酒是大忌,也不能喝浓茶或咖啡,但如果睡前能饮一杯热牛奶是最好的,有明显的催眠作用。

(7)常参加社会活动:可以让老年人多参加一些小区活动,培养一些自己的兴趣爱好,有自己的生活、娱乐圈子,对睡眠是很有帮助的。

4. 老年失眠症的自我心理调适

(1)相安勿躁:老年人如果出现暂时的失眠,千万不要为之急躁,因为有些老人刚躺下不久就开始担心入睡问题,这样反而因为担心而加重失眠程度。所以,对失眠引起的症状要采取顺其自然的态度,失眠对人的影响才会越来越小。如果整天想着怎样才能睡好,反而会适得其反,导致恶性循环。

(2)调整情绪:老年人要学会自我调理情绪,发挥内因的作用。主要是防止过忧、过喜,避免情绪异常波动;树立信心,加强自信,寻求合理、有效的方法战胜失眠。失眠不是一种严重疾病,一天或几天少睡几个小时没啥关系,不要将它看得太严重,认为它对自己的人生会造成多坏的影响。很多老人失眠几年,也没见他们的生活有多糟有多乱。不要认为最少要睡七八个小时才足够,才有精力去面对第二天的生活,有些人的睡眠时间每天只有2～4个小时,但是仍然很有精神,不要被“5天不睡会导致死亡”的说法所吓倒,应该相信自己。

(3)分析原因:分析出自己产生失眠的原因是什么,是因为情绪太过于激动,还是因为心情不好,或者说工作压力过大等。找到了原因,那么你对自己的失眠就有一个更客观全面的认识,从而不会过度的忧虑、害怕。

(4)自由联想:闭上眼睛,想象一个自由、放松的场景。例如,你喜欢森林,那就想象自己在森林中呼吸的新鲜空

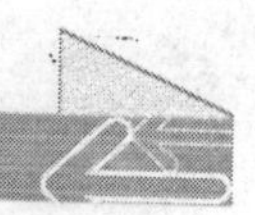

气;你喜欢大海,就想象着自己在海边轻松的散步,迎面吹来的海风,吻过你的脸,非常的舒适,等等。这样有助于你放松下来,更快地进入睡眠之中。

(5)调整生活节奏:老年人退休后,原先的生活节奏改变了应尽快适应并形成新的生活模式,同时加强心态调整,否则很容易因此而引起精神与心理方面的某些障碍。老年人要尽量坚持白日清醒状态,以保证夜间高质量睡眠。

早上躺在床上睡不着时要起床做其他的事情,如看书、看电影等。直到自己困了时,再躺床上睡觉。白天要午睡,在下午1～2点有睡意时,可很自然地少睡片刻,15～30分钟即可。晚上看电视不可看得太晚,睡得太迟。千万不要躺在沙发上一直看到“晚安”才洗洗睡觉,这样容易造成睡眠质量降低,甚至失眠。在临睡前最好洗个热水澡,可使全身放松易于入睡。如果没有条件洗热水澡,也要用热水洗洗脚,多泡上一会儿,也可促使神经放松而促进睡眠。

应合理安排好饮食与作息时间,尽量将晚饭安排在19时左右,晚饭后再吃点水果,或者在临睡前2个小时左右吃上1～2块热量高的小点心,以防止临睡前饥饿感,切忌在睡前吃东西或饮酒。

(6)注意睡姿:睡姿以右侧卧位为好,可有利于肌肉组织松弛,消除疲劳,帮助胃中食物朝十二指肠方向推动,还能避免心脏受压。右侧卧过久,可调换为仰卧。舒展上下肢,将躯干伸直,全身肌肉尽量放松,保持气血通畅,呼吸自然平和。

老年人肾气亏虚,如果没有心脑血管疾病,则应睡前少饮水,解小便后再上床。避免膀胱充盈,增加排便次数。

十三、老人孤独感的心理关怀

离退休后，突然改变过去紧张而有节奏的生活，感到生活冷落寂寞，“老了，不中用了”，容易产生被抛弃、被隔绝的感觉，从而对生活失去信心，只感到无边的孤独。

1. 老人孤独感的原因

(1)离群独居老人：有的是离退休后远离社会生活，对社会生活没有参与意识、没有交流沟通的平台；如果不愿意和外界交流，也会增加罹患老年痴呆的风险。研究发现，孤独症老人患老年痴呆症的概率是正常人的2倍。

有的老人性格孤僻，步入老年后不愿意外出活动，心血管功能开始退化，孤独症能加速这个过程，可增加患心脑血管疾病的风险。有的体弱多病，行动不便，降低了与亲朋来往的频率。

(2)“高楼住宅综合征”老人：长期居住于城市的高层闭合式住宅里的老年人，与外界很少接触，也很少到户外活动，从而引起一系列生理上和心理上异常反应，即“高楼住宅综合征”。

(3)“空巢症”老人：城市里的许多老年人由于子女忙于工作，虽在身边，但下班回家，累了一天，懒得跟老人多说上两句话，成了孤独的家庭“守望者”，整天在家中与电视机、报纸为伴。有的子女远走高飞，在外地或国外工作或定居，除了电话联系外，一年甚至很难见上一面。农村很多年轻人外出务工，老人尽管体力不支，还要照顾和抚养小孩，成了“空巢老人”，面临最多的心理问题是孤独和寂寞。

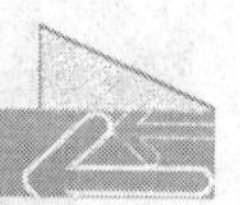

此外，有一种“老年节后空巢征”。春节期间，亲友、子女像燕子归巢一样从四面八方聚到老人身边。春节过后，又纷纷从老人身边飞走。一些老年人在情绪和心理上一时难以适应这种反差，情绪出现大起大落。

“空巢老人”为什么称为空，就是内心时刻处于空虚，家庭处于空设，而子女也没有空来看老人，其实真正空的不是老人，而是“空巢老人”的内心。

(4)与子女合不来：当今，老年人与年轻人的代沟有扩大趋势，老人固守的价值观念、生活方式不为后生认可，由此而疏于代际交往，与子女分开生活。

(5)兴趣索然，自娱乏门：有不少老年人未培养起自己的兴趣爱好，离开工作岗位后，除了吃饭睡觉，便是看电视、身心无所依托。

(6)体弱多病：老人长期独处会造成巨大的社会心理压力，甚至有可能引起内分泌紊乱和免疫功能下降。孤独既影响老人的生活质量，又增加患病的可能。体弱多病，行动不便，降低了与亲朋来往的频率。受“空巢”等应激影响产生的不良情绪，可导致一系列的躯体症状和疾病，如失眠、早醒、睡眠质量差、头痛、乏力、食欲缺乏、心慌气短、消化不良、心律失常、高血压、冠心病、消化性溃疡等。

(7)丧偶：有的晚年丧偶、丧子则更忧郁寡欢，甚至产生轻生的念头。老人丧偶易导致寡居效应，许多年迈老人在失去伴侣后也相继去世，伤心过度也会让身体各个器官遭到重创，健康状况不佳。一般来说，丧偶一年内是道坎，伤痛最为明显。有的老人或受制于“老不正经”压力，或子女的阻拦，再婚不能。

2. 老年人孤独感表现

孤独老人寂寞，社会活动减少，使老年人产生伤感、抑郁情绪，精神萎靡不振，常偷偷哭泣，如体弱多病常顾影自怜。行动不便时，上述消极感会更加严重，久之，身体免疫功能降低，为疾病敞开大门。孤独也会使老年人选择更多的不良生活方式，如吸烟、酗酒、不爱活动等。不良的生活方式与心脑血管疾病、糖尿病等慢性疾病的发生和发展密切相关。有的老年人会因孤独而转化为抑郁症，有自杀倾向。

孤独严重影响老人的晚年生活。调查研究显示，独隐居者得病的机会为正常人的 1.6 倍，死亡的可能性是爱交往者的 2 倍。另一项研究发现，与群体疏离组的人患严重疾病或者在此期间死亡者，比对照组（社会活动活跃的人）高出 2～3 倍，而且与社会疏离越远的人患病率和死亡率越高。孤独不但带来不愉快的感觉，还具有相当大的杀伤力。美国 70 岁以上独居的男子患心脏病、肺癌、胃癌的死亡率是其他人的 2 倍。

法国一项调查发现，独居、没有朋友或与子女关系差的老人得痴呆症的可能性比社会交往较广者高 60%。

研究证实：孤独者下丘脑活动增强，有害物质分泌增加，可影响血压、心跳和情绪，降低机体免疫力，使人多病体衰。

3. 子女对孤独感老人的心理关怀

（1）多照顾，多关心：身在外地时更要多加关心，从而让老人享受到儿孙绕膝、晚辈嘘寒问暖的天伦之乐，而不致产生被冷落、被遗弃的感觉。做子女的必须从内心深处诚恳

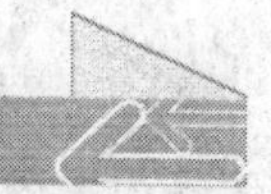

地关心父母，充分认识到空巢老人在心理上可能遭遇的危机。专家强调，和父母住同一城镇的子女，与父母房子的距离最好不要太远。在这一点上，日本人提倡“一碗汤”距离，即子女与老人居住距离以送过去一碗汤而不会凉为标准。这是非常有意义的。

身在异地，与父母天各一方的子女，除了托人照顾父母，更要注重对父母的精神赡养，尽量常回家看看老人，或经常与父母通过电话等进行感情和思想的交流。

(2)常与老人交流谈心：老人整日在家，活动范围小，又年老、体弱多病，加上对子女的牵挂和对往日好友的思念，内心常常不平静。精神上的这些苦恼、烦闷、忧虑需要向外宣泄，向人诉说。小辈如能抽时间常和老人谈心聊家常，能使老人的心理得到满足，同时也利于家庭和睦。

很多老年人因自己一个人生活的时间长了，也习惯了独处生活，但是在老人的心里还是希望能和自己的儿女们一起住的。如果是不愿意和儿女们住在一起的老人们，应该时常了解一些老人心理健康的知识，作为儿女也要常看望老人，多陪陪老人。

(3)支持丧偶老人再婚：丧偶的老年人独自生活，感到寂寞，子女照顾也非长久，别人都代替不了老伴的照顾；子女对老人再好，有些感情却是子女无法替代的，老人的某些感情需要，是当子女的也满足不了的。因此，对于丧偶老人，子女应该热心当“红娘”，成全他们的求偶需求。

4. 社会对孤独感老人的心理关怀

(1)组织老人们参加群体活动：一位心理学家创造了一种“书法疗法”，要求老人们用印刷体一笔一画地写一定数量的美术字，写好后进行评比，优胜者发一些小奖品，由于老人们专心致志地写字，性情就比较稳定了。

绘画对于抑郁型的老人来说是个好疗法，四五位平时沉默寡言的老人围成一组，各自用笔任意作画，约 30 分钟后，再开展竞赛评比。结果，老人们的抑郁心情被驱散了，话匣子也打开了。

旅游是解除老年人心头烦闷的有效方法之一，但最好是参加老年旅行社。这样，每出门一次，就结交了一批朋友。旅游总要走路，而走路对老年人来说是最有益于身心健康的。此外，每次旅游的时间虽然不长，但回味无穷，特别是留下的照片可供老年人有一段相当长时间的美好回忆。旅游总是与森林分不开的，而森林则是氧气的制造厂，是阴离子的发生地。科学家证明，阴离子进入人体，不仅能促进新陈代谢，使呼吸及脉搏变得均匀、血压下降，还能提高人体的免疫力，保持老人较旺盛的精神状态。

(2)让老年人做自己愿意做的事：建立多种形式的老年人群团组织，引导老年人自尊、自立、自强。注重开发老年人才，为老年人参与社会牵线搭桥，对离开工作岗位而尚有工作能力和学习要求的老人，要为他们创造工作和学习的机会，让老年人更好地发挥自己的特长，做自己感兴趣的事情，继续为社会贡献余热。

(3)小区提供照料支持：增加照料资源，改善照料环境，提高空巢老人生活质量。提供精神支持，组织开展兴趣活动，转移空巢老人的孤独寂寞情绪。

①兴建社会福利服务网络，建设老年服务中心和老年护理中心等养老设施，提供保姆、小时工、志愿者等照料来

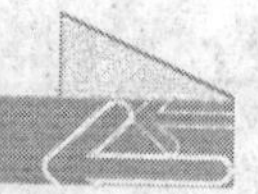

源;普及对老年人的照顾和护理知识,向老年人提供稳定、规范化的服务。

②鼓励邻里互助和老年人之间的互助;小区工作人员应定期看望、慰问空巢老人,为他们解决困难。

③改善老年人居住环境,在交通出行、居家设施等方面的设计上充分考虑老年人的特殊需求;开发能够增强老年人自立能力的器材;普及应急铃、紧急呼叫系统等防范老年人出现意外事件的装备。

④在小区设立专业的老年人心理咨询场所和服务热线,普及老年人心理知识,及时排除老年人的心理压力;开展有利于老年人参与的社会活动并吸引老年人参加各种兴趣小组,改变老年人孤立生活的环境。

⑤结合“星光老年福利服务计划”的设施建设要求,完善小区服务中心的硬件建设。使小区服务中心具备综合的服务功能,为老年人的公共养老、健身、休闲娱乐提供必要的场所。

5. 孤独感的自我心理调适

跳出孤独圈的最好办法就是老年人要积极的适应新的变化,自信有能力建立新的生活。

(1)应正确对待现实:要面对现实生活,要明白生老病死是自然规律,坦然接受失去亲人的事实。子女成家后,关心老人的时间少了,也应谅解,不要对子女要求过高。同时学会自得其乐,不要在情感上过分依赖他人。

(2)积极参加活动:老年人要尽量参加社会活动,结交新朋友特别是与同龄人进行沟通和交流,努力扩大生活圈子,多和老朋友聚聚,并试着主动向素未谋面的邻居问好。

这样孤独感就会不攻自破了。在社会交往中，吃亏、被误解、受委屈的事总不可避免，面对这些，最明智的选择是学会宽容。一个不会宽容，只知苛求别人的人，很容易导致神经兴奋、血管收缩、血压升高，使心理、生理进入恶性循环。而学会宽容就等于给自己的心理安上了调节阀。

(3)充实自己的生活：为了克服孤独感，老人可多培养体育锻炼、书画、养花等兴趣爱好，充实自己的生活，使自己在精神上有所寄托。也可以通过参加老年大学的学习以消除孤独，培养广泛的兴趣爱好，挖掘潜力，增强幸福感和生存的价值。

(4)增加与子女相处的时间：人到了老年要避免独处，尽量与子女住在一起或住在附近。独处的老年人每星期至少与家人交流 15 个小时以上；夫妻之间每天至少交流 2 个小时，包括共进晚餐或是午餐。

(5)尝试“老幼结对”：老人可以向孩子讲授生活常识和传统故事，并同孩子一起下棋、一起做手工等，使自己感受到生活的乐趣，从而摆脱孤独的阴影。

(6)让生活多些快乐：老年人要多笑，笑能降血压；笑 1 分钟可以起到划船 10 分钟的效果；笑还能释放压力，减轻沮丧感；笑可以刺激人体分泌多巴胺，使人产生欣快感。中老年人应多与有幽默感的人接触，多看喜剧、漫画，多听相声。

(7)心态平和坦然：独处的老人要调理好心理状态，以淡泊名利为乐趣，不要把事情想得过于复杂，凡事都往好的方面去想，每天快乐面对生活，不去计较太多的事，有利于延年益寿。

(8)养只宠物狗：孤身老人不妨养只宠物狗，这不但可

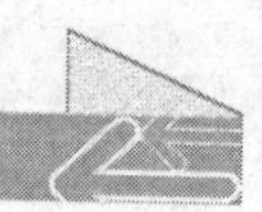

以和宠物交流、嬉戏而且能让自己结识不少“爱宠者”,可以相互交流养宠经验、秀秀爱宠,交际圈也会因此扩大,让自己感受不到形单影只。

十四、老年焦虑症的心理关怀

焦虑是个体由于达不到目标或不能克服障碍的威胁,致使自尊心或自信心受挫,或使失败感、内疚感增加,所形成的一种紧张不安带有恐惧性的情绪状态。

经常看到有些老年人心烦意乱,坐卧不安,有的为一点小事而提心吊胆,紧张恐惧。这种现象在心理学上叫作焦虑,严重者称为焦虑症。

1. 老年人焦虑症的发病原因

(1)退休后心态失常:从忙碌的工作环境中转变到无所事事的退休生活,很多老人会伴有无用感、自卑、焦虑、恐慌等心理问题。

(2)各种应激事件:如离退休、丧偶、丧子、经济窘迫、家庭关系不和、搬迁、社会治安,以及日常生活常规被打乱等。

(3)过度担忧健康:某些疾病,如抑郁症、痴呆、甲状腺功能亢进、低血糖、直立性低血压等;某些药物的不良反应,如抗胆碱能药物、咖啡因、β-阻滞药、糖皮质激素、麻黄素等,均可引起焦虑反应。

(4)疑病性神经症:疑虑太多太重,对社会、对周围环境或者家人的不信任,也会加剧老年人的焦虑程度。这种情况多发生在儿女经常不在身边或者独居的老人身上。

(5)体弱多病:体弱多病致行动不便,力不从心。

2. 焦虑可分为三大类

(1)现实性或客观性焦虑:如爷爷渴望心爱的孙子考上大学,孙子目前正在加紧复习功课,在考试前爷爷显得非常焦急和烦躁。

(2)神经过敏性焦虑:即不但对特殊的事物或情境发生焦虑性反应,而且对任何情况都可能发生焦虑反应。它是由心理-社会因素诱发的忧心忡忡、挫折感、失败感和自尊心的严重损伤而引起的。

(3)道德性焦虑:即由于违背社会道德标准,在社会要求和自我表现发生冲突时,引起的内疚感所产生的情绪反应。有的老年人怕自己的行为不符合自我理想的标准而受到良心的谴责,如自己本来是被周围人认为是一个德高望重的人,但在电车上看到歹徒围攻售票员时,由于自己势单力薄,害怕受到伤害而故意视而不见,回来后感到自己做了不光彩的事,深感内疚,继而坐立不安,不断自责。

3. 老年焦虑症的表现

老年焦虑症往往表现为心烦意乱、注意力不集中、焦虑紧张、脾气暴躁等。因其症状特点与其他精神类疾病有类似之处,所以极易混淆。老年焦虑症表现有以下特征。

(1)痛苦,但查不出病:病人多方奔走于综合医院,见医生就滔滔不绝地说:浑身难受,不能躺,不能坐,不愿吃,不能睡,不能干活等。检查:头胀,脑门冒汗,但颅脑 CT 无异常;胸口发堵,但 24 小时动态心电图无异常;厌食,胃胀气,但胃肠透视、胃镜检查无异常;血检验正常。偶有病人血压、血糖偏高,但无病史,与痛苦程度也不符。提示无器质性病理改变的疼痛、紧缩感、颤抖、出汗、头昏、气短、恶心、

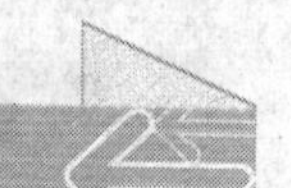

腹痛、衰弱等,是焦虑症躯体焦虑的复杂表现。其原因是过度的内心冲突,使自主神经功能失调,交感神经系统亢奋。

(2)依赖,但意识不到:依赖医院,依赖亲人。病人常在儿女们的搀扶簇拥下,由西医转到中医,由门诊转到住院处,一年四季时常看医生,或住上几次院。儿女们付出很大精力,病情却不见好转,甚至愈演愈烈。弗洛伊德把这种现象解释为“后增益效应”,即神经症(包括焦虑症)产生后,病人缺乏安全感,需要呵护关照,达到精神上和物质条件上的满足。南辕北辙式的过度治疗和家人无微不至的照料,使病人因病“受益”,于是神经症持续下去。

(3)担忧,实为杞人忧天:身体本无疾病,或有一点无伤大雅的小病,却担忧自己的病治不好,不断地问医生;担忧看病花钱多,其实病人家境好,儿女都劝其别心疼钱;过分不放心老伴,不放心儿孙等。提示“杞人忧天”式的恐惧担忧是焦虑症的核心症状。其主要表现是,与现实处境不符的持续恐惧不安和忧心忡忡。

(4)成瘾,且难以戒断:因长期使用苯二氮䓬类(地西泮、阿普唑仑、氯硝西泮等)药物,病人不同程度上瘾。尤其静脉注射此类药物,虽然病人很快进入舒服、轻松、能睡状态,但成瘾迅速,难以戒断。一旦停药,病人反应强烈,他们甚至跪倒在地,露出令人怜悯的目光,不断央求:“给我打针,给我打针吧!”由此可见,成瘾使病情更加恶化,病人却蒙在鼓里。提示苯二氮䓬类药物慢性中毒症状:躯体消瘦、倦怠无力、面色苍白、皮肤粗糙、肌张力低、腱反射低或消失、步态不稳,或有一定程度人格改变。戒断综合征:彻夜不眠、焦虑、震颤、肌肉抽搐、头痛、肠胃功能失调与厌食、感知过敏、幻觉妄想、人格解体等。

(5)自杀，事先毫不隐瞒：许多病人说，宁可断胳膊断腿，也比得焦虑症强。因老年人耐受性差，经不住折磨，一些病人最终选择了自杀。他们毫不隐瞒自杀想法，经常唠叨：实在受不了这个罪，不行，我得去死，你们谁也帮不了我。他们让家人去买安眠药，甚至商量怎么个死法。无论家人怎样劝说，帮其找乐，悲剧还是发生了。提示焦虑症的自杀干预正确途径是为病人选择其接纳信任。经验丰富的专业医生，在进行心理治疗的同时，选准新型抗焦虑药物。在实施治疗后的前4周为关键期，病人会因感觉不到效果，怀疑医生的技术，陷入绝望，仍选择自杀。这一阶段，家人应寸步不离守护病人。

就老年焦虑症本身而言是比较容易治疗的心理疾病，但因识别率低，不易察觉，往往辗转为其他严重精神类疾病，导致治疗困难。由其引发的自杀概率与日俱增，成为老年健康的一大杀手，不容忽视。

4. 焦虑症老人的心理关怀

专家指出，子女平时做好以下几个方面，可以预防老人的焦虑情绪，同时发现并帮助缓解焦虑症状。

(1)及时发现焦虑症：家人要多留意老人是否有焦虑症状，如长期失眠、易倦、无法安静、易发脾气和肌肉绷紧。若出现其中三项或以上病症便有可能患上焦虑症。

家人要密切注意老人的异常行为，如果发现老人经常出现面部扭曲、眉头紧锁、姿势紧张、坐立不安、话语过多、容易情绪激惹，甚至有颤抖，手心、脚心出汗，容易哭泣等症状，应该及时就医，寻找心理支持并加以一定的药物治疗。

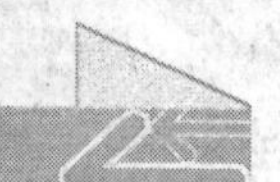

(2)多陪伴、多探视：儿女常回家看看，一家人一起聊聊家常、吃顿饭，都会让他们放松下来。子女要学会谦让和尊重老人，理解老人的焦虑心理，鼓励和倾听老人的内心宣泄，真正从身心上去关心体贴老人。

(3)鼓励老人发展自己的爱好：如参加练书法、太极、唱歌、跳舞等活动，不仅可以锻炼身体，还可以锻炼心智，充实生活。

(4)敢于尝试新鲜事物：许多老年人会对新家电甚至公共场所的新设施一筹莫展，产生极强的挫败感。家人要帮助老人学会使用一般的家用电器，学会使用计算机，上网看看新闻，玩玩游戏。

(5)多交朋友：老年人要有几个要好的朋友，有高兴的事情一起分享，有不开心的事情唠叨唠叨分忧解愁。保持良好的心态，学会自我疏导和自我放松，建立有规律的活动与睡眠习惯。

(6)积极防治：①可用汉密顿焦虑量表和焦虑状态特质问卷对老人的焦虑程度进行评定。②重度焦虑病人应遵医嘱应用抗焦虑药物，如地西泮、氯氮䓬等进行治疗。

5. 老年焦虑症心理疗法

心理疗法有认知疗法、放松疗法、行为疗法和支持疗法等，应由受过专门训练的心理治疗师来实施。通过合理的药物治疗和恰当的心理治疗，老年焦虑症会得到明显改善，并可争取到良好的预后。

(1)认知疗法：是目前心理治疗中最常用的治疗方法。因为患者对焦虑症不了解或有不正确的认识，对患者的情感体验和躯体感受应给予合理的解释，消除或减少其对疾病的过度担心和紧张，从而调动患者的能动作用。若同时联合药物治疗，更会提高疗效。

(2)放松疗法：是按照从上到下一定的顺序，依次进行收缩和放松头面部、上肢、胸腹部和下肢各组肌肉的训练，达到减轻焦虑的效应。冥想也有类似作用。

(3)行为疗法：多用于恐惧症和强迫症的治疗，治疗方法有系统脱敏法和暴露法等。

(4)“迪普音”音乐疗法：迪普音是一种对频率、相位都进行过特殊处理的声音，它的频率与人耳固有频率相同，能够在耳蜗、耳前庭狭窄的空域内引起共振，并通过共振对中耳、内耳进行按摩理疗，对耳神经能起到调剂的作用，减轻耳前庭功能紊乱状态，回馈到人的大脑、中枢神经和脑垂体，帮助内啡肽生成，降低、平抚焦虑不安的情绪。

(5)支持疗法：老年患者大多伴有某些心理问题，需要有人来帮助和支持解决，尤其是亲属的参与更为重要。

(6)“欲擒故纵”法：美国心理学家罗兰德的一项治疗忧虑的措施很独到。他不是让忧虑者不去忧虑，而是让忧虑者来个“欲擒故纵”，每天拿出一段时间专门进行忧虑，即“用忧虑战胜忧虑”。

心理学家建议这样做：①平时通过想象、放松、转移注意力等方法打断忧虑，告诉自己，会有时间专门去忧虑的。②每天专门用于忧虑的时间最好30分钟。③专门忧虑时不要坐自己平时常坐的座位，以免以后一坐这座位就产生忧虑，也不要在晚上睡觉前安排专门忧虑。④不能“偷工减料”，要保证时间，要专心致志。这样做的结果是，人往往不能一门心思地去忧虑，逐渐地忧虑便悄然消失。

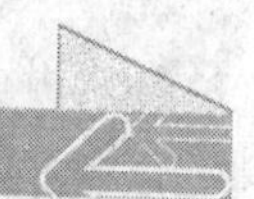

(7)转换视角法:从前,有位老汉住在与胡人相邻的边塞地区,来来往往的过客都尊称他为“塞翁”。塞翁生性达观,为人处世的方法与众不同。

有一天,塞翁家的马不知什么原因,在放牧时竟迷了路,回不来了。邻居们得知这一消息以后,纷纷表示惋惜。可是塞翁却不以为然,他反而释怀地劝慰大伙儿:“丢了马,当然是件坏事,但谁知道它会不会带来好的结果呢?”

果然,没过几个月,那匹迷途的老马又从塞外跑了回来,并且还带回了一匹胡人骑的骏马。于是,邻居们又一起来向塞翁贺喜,并夸他在丢马时有远见。然而,这时的塞翁却忧心忡忡地说:“唉,谁知道这件事会不会给我带来灾祸呢?”

塞翁家平添了一匹胡人骑的骏马,使他的儿子喜不自禁,于是就天天骑马兜风,乐此不疲。终于有一天,儿子因得意而忘形,竟从飞驰的马背上掉了下来,摔伤了一条腿,造成了终生残疾。善良的邻居们闻讯后,赶紧前来慰问,而塞翁却还是那句老话:“谁知道它会不会带来好的结果呢?”

又过了一年,胡人大举入侵中原,边塞形势骤然吃紧,身强力壮的青年都被征去当了兵,结果十有八九都在战场上送了命。而塞翁的儿子因为是个跛腿,免服兵役,所以他们父子得以避免了这场生离死别的灾难。

这个故事在世代相传的过程中,渐渐地浓缩成了一句成语:“塞翁失马,焉知祸福。”它说明人世间的好事与坏事都不是绝对的,在一定的条件下,坏事可以引出好的结果,好事也可能会引出坏的结果。

(8)嘴角上翘法:消除脸上的阴云,您就会告别心中的忧虑。做法是:先请少许调整一下,使情绪平静一些。好,请您嘴角上翘，尽力上翘。好，请尽力保持较长时间，1 秒，5 秒，30 秒……好！不管您刚才索然无味也好，百无聊赖也罢，抑或阴云满天，现在保您乐起来了。朋友，你不妨当真再试，肯定效果更佳。这怪招将让您受益终生。

［专家提醒］　这主要是个“笑”与“喜”的关系问题。笑就是露出愉快的表情，发出欢喜的声音。什么是喜？喜就是高兴、快乐。从心理学角度说就是，笑是情绪的机体变化，喜是情绪的内心体验。二者孰先孰后，一般认为是先有情绪的内心体验后才有情绪的机体变化，就是先喜后笑，先愁后哭，先怕后跑，等等。这自然有其道理。

6. 老年焦虑症的自我心理调适

老年人患上焦虑症后，除需在医生指导下使用抗焦虑药物治疗外，心理治疗是非常重要的。

(1)要有好的心态：古人云：“事能知足心常惬。”老年人要慢慢学会乐天知命。对自己一生所走过的路要有满足感，对退休后的生活要有适应感。面对以后的人生道路也要尽快适应，不要觉得自己现在老了，什么都做不成了。不要老是追悔过去，埋怨自己，计较过去的一些得失，该放手时就放手。理智的老年人不注意过去留下的脚印，而注重开拓现实的道路。要保持心理稳定，不可大喜大悲。凡事想得开，要使自己的主观思想不断适应客观发展的现实。调事要注意“制怒”，不要轻易发脾气。

(2)要学会自我疏导：轻微焦虑的消除，主要是依靠个人，当出现焦虑时，首先要意识到是焦虑心理，要正视它，不

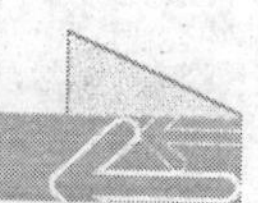

要紧张、担心，不要用自认为合理的其他理由来掩饰它的存在。其次，要树立起消除焦虑心理的信心，充分调动主观能动性，运用注意力转移的原理，及时消除焦虑。其三，当焦虑情绪来袭时，可以立即转移注意力，不要一味地体验自己的不良情绪，可以听听音乐或者看看电视。

(3)要学会自我放松：如果感到焦虑不安时，可以运用自我意识放松的方法来进行调节。具体来说，就是有意识地在行为上表现得快活、轻松和自信。比如说，可以端坐不动，闭上双眼，然后开始向自己下达指令，“头部放松、颈部放松”，直至四肢、手指、脚趾放松。运用意识的力量使自己全身放松，处在一个松和静的状态中，随着周身的放松，焦虑心理可以慢慢得到缓舒。

(4)多学点医学知识：病人由于对焦虑症缺乏正确的认识，而对自己出现的焦虑情绪过度担心和紧张。患者可以多学习一些焦虑症的防治知识，正视疾病，积极地治疗疾病。

十五、老年抑郁症的心理关怀

抑郁症是老人们常呈现的心理反应，是一种以抑郁情绪为突出症状的心理障碍。老年人抑郁占老年人口的7%～10%。随着各方面功能衰退，身体状况大不如前，觉得无力去克服困难，对未来缺少希望。特别是退休后心理上的自我衰老，产生失落感，平时接触人少，与子女感情交流少，精神上空虚，性格内向，心胸狭小，寡言少语，久而久之发生抑郁，或在外界不利因素的刺激下而诱发。据了解，55岁以上的老年人容易患抑郁症，在我国抑郁症患者中，老年抑郁症患者占了1/3。

1. 抑郁症的发生原因

(1)生理因素:老年人的各种身体疾病,如高血压病、冠心病、糖尿病及癌症等,都可能继发抑郁症。还有许多患慢性病的老人由于长期服用某些药物,也易引起抑郁症。此外,老年抑郁症患者的家庭成员患病率远远高于一般人群,其子女的发病率也高,说明此病与遗传因素有一定关系。

也有的长期生活在躯体疾病的折磨之中感到生活没有希望而采取自杀行为。

(2)社会与心理因素:抑郁症的出现与老年期的各种丧失有较大的关系,这些丧失包括工作的丧失、收入的减少、亲友的离世、人际交往的缺乏等 。例如,老年人退休后对于角色转变在心理上常常出现不适应,巨大的落差会产生失落感,导致情绪低落。另外,交往圈子变窄,人际互动减少,以及亲友,尤其是配偶的去世,使老年人缺乏情感支持,也是导致老年抑郁症的常见病因。

有的由于离退休后,社会角色的转变一时难以适应,认为自己对社会、对家庭没有贡献了,成了社会、家庭的负担,而导致抑郁。

(3)个人因素:老年抑郁症的发生与个人的人格因素也很有关系。老年人在身体出现不适,或慢性病久治不愈时会变得心情沉闷,或害怕绝症,或恐惧死亡,或担心成为家人累赘,从而形成一种强大且持久的精神压力,而导致抑郁。

2. 老年抑郁症的表现

【初期表现】

(1)严重失眠:原本睡眠良好的老人会突然变得难以入

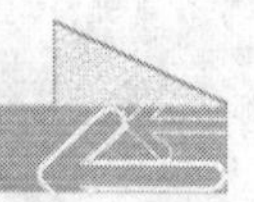

眠，或虽入睡而醒得过早，或入睡了却又自感未入睡（即所谓的“睡眠感丧失”），此时服用抗神经衰弱症的药物往往毫无效果。

（2）便秘：原本排便正常的老人会变得难以排便，严重者可闭结一周，同时还会伴以种种消化障碍，如食欲大减，甚至完全不思饮食，有的还出现腹胀、口臭等症状。

（3）心血管异常：老年抑郁症患者常出现血压升高、心率加快或某些冠心病症状。

（4）无名疼痛：部分老年抑郁症患者在出现失眠、便秘、心悸等躯体症状的同时，还会出现诸如头痛、心痛、腰背痛、关节痛等以疼痛为主的症状，而且患者也说不准。患者服止痛药无济于事，但服用抗抑郁药疼痛则会缓解或消失。

【典型症状】 典型抑郁发作表现为情绪低落、思维迟缓及言语活动减少等。老年抑郁发作的临床症状常不太典型，与青壮年期患者存在一些差别，认知功能损害和躯体不适的主诉较为多见。

（1）情感低落：是抑郁症的核心症状。主要表现为持久的情绪低落，患者常闷闷不乐、郁郁寡欢、度日如年；既往有的兴趣爱好也变得没意思，觉得生活变得枯燥乏味，生活没有意思；提不起精神，高兴不起来，甚至会感到绝望，对前途无比的失望，无助与无用感明显，自责自罪。

半数以上的老年抑郁症患者还可有焦虑、紧张担心、坐立不安，有时躯体性焦虑会完全掩盖抑郁症状。

（2）思维迟缓：抑郁症患者思维联想缓慢，反应迟钝。自觉“脑子比以前明显的不好使了”。

老年抑郁症患者大多存在一定程度认知功能（记忆力、

计算力、理解和判断能力等）损害的表现，比较明显的为记忆力下降，需与老年期痴呆相鉴别。痴呆多为不可逆的，而抑郁则可随着情感症状的改善会有所改善，预后较好。

（3）意志活动减退：患者可表现行动缓慢，生活懒散，不想说话（言语少、语调低、语速慢），不想做事，不愿与周围人交往。总是感到精力不够，全身乏力，甚至日常生活都不能自理。既往对生活的热情、乐趣减退或丧失，越来越不愿意参加社交活动，甚至闭门独居、疏远亲友。

（4）自杀观念和行为：严重抑郁发作的患者常伴有消极自杀观念和行为。老年抑郁症患者的自杀危险性比其他年龄组患者大得多，尤其抑郁与躯体疾病共病的情况下，自杀的成功率较高。因此患者家属需加强关注，严密防备。

（5）躯体症状：此类症状很常见，主要表现为：疼痛综合征，如头痛、颈部痛、腰酸背痛、腹痛和全身的慢性疼痛；消化系统症状，如腹胀腹痛、恶心、嗳气、腹泻或便秘等；心血管系统疾病症状，如胸闷和心悸等；自主神经系统功能紊乱，如面红、潮热出汗、手抖等。

此外，大多数人还会表现为睡眠障碍，入睡困难，睡眠浅且易醒、早醒等。体重明显变化、性欲减退等。

（6）疑病症状：患者往往过度关注自身健康，以躯体不适症状为主诉（消化系统最常见，便秘、胃肠不适是主要的症状），主动要求治疗，但往往否认或忽视情绪症状，只认为是躯体不适引起的心情不好。

其对躯体疾病的关注和感受远远超过了实际得病的严重程度，因此表现出明显的紧张不安、过分的担心。辗转于各大医院，遍寻名医，进行各项检查的结果是阴性或者问题

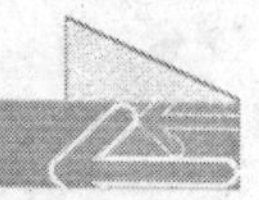

不大、程度不严重时，会拒绝相信检查的结果。要求再到其他大医院、其他科室检查，也会埋怨医生检查不仔细、不认真、不负责任等。

值得一提的是，上述精神症状和躯体症状可周期性发作，时重时轻，即便在同一天中，轻重也可不同，一般来说，上午较重，而晚上较轻。对于抑郁症，除了药物治疗，最主要的还是药物治疗结合心理治疗。

3. 老年人心理抑郁容易被忽视的原因

许多人都认为人老了多少会出现一些抑郁，老人久经沧桑，似乎抑郁属于衰老的组成部分，其实这是误解。如今老年人患抑郁症日益多见，已成为阻碍老年人提高生活质量的大问题。但是，老年人的心理抑郁却十分容易被忽视。对老人而言，心理抑郁容易被忽视的原因有以下几点。

(1)被他病干扰：随着年岁的增高，老人患慢性疾病的增多，如高血压、心脏病、老年性慢性支气管炎、胃溃疡、关节炎、糖尿病等。这些疾病迁延时间长，治疗效果不是很明显，使人感到无能为力，心情沮丧，无奈抑郁。另外，有些疾病如痴呆、帕金森病等，本身存在抑郁的症状，如乏力、睡眠障碍、注意力困难、悲观思虑、食欲缺乏等。有研究发现，帕金森病和阿尔茨海默病与抑郁症关系密切，前者的50%、后者的35%会患上抑郁症。所以，有时很难区分是疾病的抑郁表现，还是疾病并发的抑郁症，因此老人容易在关注躯体疾病时，忽视心理问题的存在。

(2)被药物引发：许多老年人需要规律地服用多种药物以治疗自己的躯体疾病。有些药物能加重或引起类似抑郁症的症状，如心血管药物(普萘洛尔、利舍平)、激素(肾上腺素、糖皮质激素)、甲基多巴、左旋多巴等。但是每种药物不良反应的个体差异性很大,所以因药物引发抑郁的程度也会有较大的区别。

(3)被不适掩盖:典型的抑郁症,都有较深的持续性情绪低落和消极悲伤。而老年人的抑郁却不是十分典型,看不出心境的恶劣,也没有想自杀的念头,但取而代之的是持续性的疲乏、无故的体重减轻、睡眠节律紊乱、食欲胃纳变差、经常五更泄泻、注意力记忆力下降等,很容易被家人和普通医生忽略。许多老年人也都关注和强调他们只是感到疲乏、消瘦、睡眠差等不适,而否认自己已患有抑郁症。

(4)被丧偶忽略:在有压力的社会生活事件中,丧偶对人的心理创伤最大。丧偶后,家庭结构、亲情关系、经济情况、起居环境等,都会随之发生很大的变化。适应新的环境和处境是对心身一个较大的考验,度过这个适应性生活阶段往往需要1~2年的时间。因此,必须懂得在这期间存在着罹患抑郁症的危险性。

4. 老年抑郁症的心理关怀

做好老年抑郁的防护工作,旨在减轻抑郁症状,减少复发,提高生活质量,促进健康状况,降低医疗费用和死亡率。

老年抑郁症的出现,往往会对老年人的生活产生诸多不利影响。专家建议,关注老年抑郁症应做到以下几点。

首先,营造良好的家庭生活环境和社会支持系统是预防老年抑郁症的重要环节。加强对老年人群的精神卫生知识宣传,以做到早发现、早治疗。

其次,老年人患上抑郁症通常是由亲友发现的。亲友应鼓励病人到精神科就诊,接受正规的抗抑郁治疗。要善

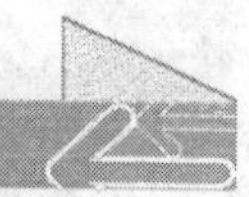

于观察，从老人微小的情绪变化上及时发现其心理矛盾、冲突，加以说服和劝慰。

其三，作为家人，应当对老年人做好保护工作，儿女有时间常回家看看老人，多陪老人说说话。

此外，更值得一提的是，无论是医生、护士、家属都要注意防止病人发生意外。因为这种病人往往有自杀企图，且事故多发生在一刹那，凡能成为病人自杀自伤的工具都应管理起来。

在鼓励病人坚持服药并注意可能出现的不良反应不可随意增减药物的同时，要妥善保管好药物，避免病人一次大量吞服药物而造成急性药物中毒，这是病人较常选用的一种自杀方式。

一方面，护理人员要照顾好老人的生活起居，生活要有规律，早睡早起，每天都要安排一段时间的户外活动，鼓励老人参加集体活动，在与他人和病友的接触中互相关怀，建立友谊，并从中获得成就感和满足。

另一方面，要善于观察，从老人微小的情绪变化上发现其心理矛盾、冲突，并有针对性地做好说服、解释、劝慰、鼓励工作，如选看一些电视风光片、音乐片、喜剧片，有条件的可参加一些老年社会活动或旅游等。

5. 老年抑郁症的自我心理调适

(1)要设法睡好觉：只要能睡好觉，就能预防抑郁症。长期失眠可能会导致抑郁症，如有失眠的困扰要设法解决。

(2)遵医嘱坚持服药：不要改变服药的数量、停药，或胡乱使用其他治疗方法，如病人感到有某些不适，一定要告诉医生或护士；不要以为抑郁症会令人衰老或痴呆而丧失信心。

(3)适当做些自我保护:避免受刺激,受干扰,病人不要去令自己伤感的地方,对会惹自己生气的人敬而远之,以避免生气;对于不可抗拒的刺激,要提高承受能力。有些心理承受能力差的人,没有干扰时没事,有干扰时就病了。

(4)多到户外活动:每天到公园跟别的老人做做晨练,到花鸟市场看看花看看鸟儿,看到合适的就买回家。经常跟一些老年朋友到处去旅游,弥补多年忙碌工作的缺憾,日子会过得更加滋润。

(5)在公益事业中献爱心:积极从事公益活动,如充当指挥交通的志愿者协管员;当校外辅导员或小区义工,为社会燃烧自己,在夕阳的余热中体现自己的价值,让生命在奉献中继续绽放。

十六、老年痴呆症的心理关怀

老年痴呆症,即阿尔茨海默病(AD),是指老年期出现的已获得的智慧在本质上出现持续的损害,智慧缺失和社会适应能力降低。主要表现为记忆、智能障碍,情感淡漠及各种形式的认知功能减退。病人早期可能对一切事情缺乏主动性,活动减少,性格孤僻,对人缺乏热情甚至敌意等。

世界卫生组织 2012 年发布的名为《痴呆:一项公共卫生重点》的报告显示,目前全世界有近 3 560 万名老年痴呆症患者,预计到 2030 年,患者将增至 6 570 万名,到 2050 年将达到现在的 3 倍。局部地区调查结果表明,60 岁以上人群患病率为 4.2%。我国老年痴呆症患者人数为 800 万,接近全世界患者总数的 1/4,且患病率逐年上升。

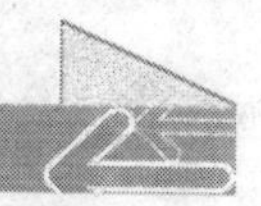

1. 老年痴呆症的病因

引起老年痴呆症的危险因素很多，有的直接对大脑造成损害，如头颅外伤、铝中毒；有的间接对大脑造成损害，如高血压并不直接损害大脑，但它可诱发和加重脑动脉粥样硬化，增加脑血管病和血管性痴呆的发病率，高血压性心脏病时心脏泵血功能下降会造成大脑供血不足；有的兼而有之，如吸烟、饮酒可直接损害大脑，同时可诱发动脉硬化，发生心脑血管疾病如冠心病、脑卒中，因此也可以诱发血管性痴呆。

2. 老年痴呆症的具体表现

(1)记忆障碍：老年痴呆症发病最初的症状是记忆障碍，主要表现为近期记忆的健忘，如同一内容无论向他述说几遍也会立即忘记，刚放置的东西就忘掉所放的位置，做菜时已放过盐，过一会儿又放一次，刚买下的东西就忘记拿走，刚刚被介绍过的朋友，再次见面时就因忘了他的姓名而出现尴尬的场面。但是，对过去的、曾有深刻印象的事件，如过去曾经经历过的战争，参加过的某种政治活动，失去的亲人等则记忆较好，即所谓远期记忆保持较好。但是，随着疾病发展，远期记忆也会丧失，会出现错构、虚构及妄想，如把过去发生的事情说成是现在发生的，把几件互不关联的事情串在一起，张冠李戴，甚至会从头到尾地述说一件根本没有发生过的事情。记忆障碍最严重时，表现为不认识自己的亲人，甚至连镜子或照片中的自己都不认识。

(2)定向力逐渐丧失：对时间和地点的定向力逐渐丧失。例如，不知道今天是何年何月何日，不清楚自己在何地，出了家门就找不到家等。

(3)计算能力障碍:轻者计算速度明显变慢,不能完成稍复杂的计算,或者经常发生极明显的错误;严重时连简单的加减计算也无法进行,甚至完全丧失数的概念。

(4)理解力和判断力下降:表现为对周围的事物不能正确地理解,直接影响对事物的推理和判断,分不清主要的和次要的,是本质的还是非本质的东西,因此不能正确地处理问题。

(5)语言障碍:轻者说话啰唆,内容重复,杂乱无章;重者答非所问,内容离题千里,令人无法理解,或经常自言自语,内容支离破碎,或缄默少语,丧失阅读能力。

(6)思维情感障碍:思维经常出现片断性,大事被忽略,琐事却纠缠不清,同时伴有情感迟钝,对人淡漠,逐渐发展为完全茫然而无表情,或小儿样欣快症状很突出,有的则出现幻觉,如幻听、幻视等;有的出现片断妄想,如嫉妒妄想、被偷窃妄想、夸大妄想等。

(7)个性和人格改变:多数表现为自私、主观,或急躁易怒、不理智,或焦虑、多疑,还有一部分人表现为性格孤僻,以自我为中心,对周围事物不感兴趣,缺乏热情,与发病前相比判若两人。

(8)行为障碍:早期表现为以遗忘为主的行为障碍,如好忘事,遗失物品,迷路走失等,中期多表现为与思维判断障碍和个性人格改变相关的行为异常,如不分昼夜,四处游走,吵闹不休;不知冷暖,衣着混乱,甚至以衣当裤,以帽当袜;不讲卫生,不辨秽洁,甚至玩弄便溺;不识尊卑,不分男女,甚至有性欲亢进的倾向。

(9)行动障碍:动作迟缓,走路不稳,偏瘫,甚至卧床不

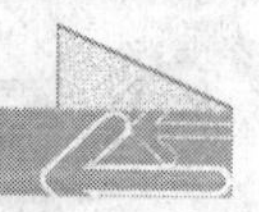

起，大小便失禁，不能自主进食，终至死亡。

需要强调的是，有记忆力下降的老人不一定都是痴呆或以后会发展为痴呆。

3. 老年痴呆症的治疗

对老年痴呆症还没有根本的治疗方法。老年痴呆症的具体病因多种多样，因此临床上的治疗措施也各有不同。首先，应尽可能明确造成痴呆的原发病因，以便给予针对性治疗。此外，还有一些综合性治疗措施，包括用能改善脑供血、促进神经细胞代谢的药物；高压氧疗；脑功能康复训练；针灸、按摩等。

目前的国内状况是，真正到医院就诊的痴呆患者往往已经发展到中重度，这无疑增加了治疗的困难。更令人担忧的是：如今仍有大批痴呆患者长年不能接受治疗，给家人和社会带来了繁重的负担。

［专家建议］　一旦老年人出现了痴呆的表现，则应尽早就诊，以寻求早期治疗和对家庭照顾者的教育和辅导。因此对于老年痴呆症，应该早防早治，防胜于治。

4. 老年痴呆症病人的生活护理

痴呆者本身对事物缺乏主动性或自知力，应由家属进行监护和照料，由于痴呆病人记忆力差，生活活动能力减退，尚可出现行为错乱等情况，因此必须注意加强照看。

(1)切勿盲目求医问药，或道听途说，乱用药物。

(2)注意火种(如香烟头等)熄灭，煤气开关、电插座等安全使用，严防意外发生。

(3)加强对思维、记忆、计算等能力的训练,多开导、启发,培养兴趣,以提高智力活动。

(4)对早期痴呆者要鼓励参加简单的劳动、户外活动或社交活动,以振奋精神,增强体质,并应防止外出时迷路走失。

(5)饮食要适合病人口味,保证丰富的营养,品种多样化,以提高食欲,但应避免病人因健忘吃了再吃,饮食过度或不主动进食的情况。

(6)血管性痴呆者常伴有吞咽困难,进食时注意咳呛,不宜过快,防止食物误入气管,引起窒息。

(7)注意个人卫生,督促病人洗脸刷牙,经常洗澡,若不能自理,随时给予帮助,避免毛巾、脚布错乱使用。

(8)天气变化时及时增减衣服,以及衣着的整洁,防止乱穿衣或倒穿、反穿衣裤等。

(9)室内保持环境舒适,空气新鲜,阳光充足。

(10)勤观察、多询问。老年人往往可出现其他脏器功能衰退或某些疾病,痴呆者因感觉迟钝,反应能力差,若不细心观察、多询问,如有发热、尿潴留等异常,不能及时处理,将造成严重的后果。

(11)在发病早期,主要是强化记忆。对病人给予合理有序的提醒安排,尚不需要帮助和代理。例如,在家里放置一块书写板或便条纸,物品要分类固定安放,方便病人寻找,在醒目的地方写上需记忆之事,以免病人遗忘。病人外出时,要带上写有家庭联系人姓名、地址、电话的卡片。

5. 老年痴呆病人的心理关怀

由于精神因素与老年性痴呆关系密切,所以做好老年痴

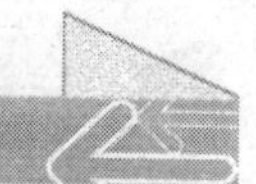

呆病人的心理护理尤为重要,借此可以延缓本病的发展进程。

(1)要注意尊重病人:老年痴呆症病人早期除了具有记忆力减退、反应迟钝、行动缓慢等一般精神衰老的表现以外,个性改变是最常见和最引人注目的症状,如病人变得孤僻、猜疑、自私、幻觉、妄想、冷淡、情绪不稳、活动减少、睡眠障碍等。家人要理解是由疾病所致,给予尊重、宽容和关爱。并且通过发现早期精神异常现象,及时进行医治,避免病情的进一步发展。

(2)尽量满足其合理要求:对于病人的合理要求要给予满足,如有些不能满足应耐心解说,切忌使用伤害感情或损害病人自尊心的语言和行为,使之受到心理伤害,产生低落情绪,甚至发生攻击性行为。更不能因为病人固执、摔打东西而对其进行人格侮辱,或采用关、锁的方法来处理。

(3)对待病人态度诚恳:老年性痴呆病人常常存在理解困难,但对别人说话的语气非常敏感。过激的语气会令病人不安,平和的语气则让老人觉得安慰。要耐心听取病人的诉说,对于病人的唠叨不要指责。对于病人的提问,应给予简单明了而又认真的回答,不要过于烦琐,更不要敷衍了事。不要和病人发生争执,不要一味坚持自己的观点,否则会使病人紧张。有时病人可能不愿做一些事情,如刷牙、洗脸等,不要强迫病人。护理者应当温柔地要求病人,试着说:“该刷牙洗脸了,这是您的牙刷和毛巾。”

(4)鼓励病人战胜疾病:有针对性地掌握病人的心理状态,然后有计划、有目的地与病人个别交谈,解决其思想上的问题。注意掌握一定的谈话技巧,使其消除不必要的思想顾虑,以促进疾病的稳定与缓解,树立战胜疾病的信心。

老年性痴呆早期是病人心理变化最复杂的时期，病人常常为自己的头脑糊涂、记忆力减退等身心不适而十分苦恼，甚至悲伤抑郁，失去生活的信心。病人可能经常反复地问一个问题，应弄清楚病人为什么总是问这个问题，并消除他们的担忧。要向病人介绍关于老年痴呆的基本知识。这是最需要心理疏导的，也是容易收到治疗效果的时期。

(5)激发病人了解外部世界：老年痴呆病人早期的主要表现是近期事情的遗忘，把自己逐渐圈在早年的狭窄小天地里，而越来越脱离现实。应鼓励病人积极参加社会活动，保持心态平和，乐观开朗；引导病人勤动脑筋，富于联想，学习下棋、绘画等。保持一定的人际交往和对外界事物保持一定的兴趣，让病人的思维跟上时代潮流。诱导病人回忆往事是鼓励病人不断思维的最好方法，尤其是回忆一些趣事和让病人觉得有成就感的事。大脑没有新鲜刺激就容易萎缩，让病人适当看看电视，多和病人出去转转、逛逛公园，让老人的视野和头脑也能与时代同步。

(6)重视病人的异常反应：对于意识障碍且处于兴奋状态者，要认真观察其有无发热、尿潴留等异常，及时予以解除。对病人的某些反应，要给予一定的重视，不要都看成是胡言乱语而不予以理睬。防止跌倒引起脑外伤。冬天室内生炉取暖时，尤其应注意防止煤气中毒。

(7)加强对重点病人的监护：对于有冲动、伤人、自伤、逃跑等病态行为的病人，要提高警惕，注意防范，专人照管；尤其对有自杀或逃跑企图的病人要严加防备，进行精神安慰，不要责备，以免增加对立情绪。家中的剪刀、绳子、火柴、灭鼠药等要收藏好，以免发生意外。对有严重特殊行为

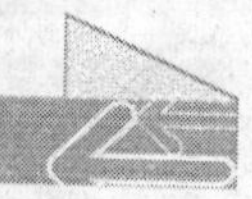

或病情不稳的病人，尽量避免其外出活动。

(8)重视营养，均衡膳食：食物以谷物豆类为主，同时摄入优质蛋白如鱼类、瘦肉，多食蔬菜水果；禁忌烟、酒，娱乐活动要适度，避免过度疲劳；减少盐、糖摄入量，如有高血压、糖尿病，应该坚持规律用药。

陪护者或家属应该定期与医生联系，及时取得医生对病人有针对性的指导。必要时可住院治疗。

第四章　保持和增进老年人心理健康

老年人为国家、为社会、为家庭贡献了毕生的精力，他们理应拥有一个健康、快乐、幸福的晚年，这是建设社会主义和谐社会的需要，更是建设社会主义和谐社会的重要组成部分。进入老年期后，日常生活中大大小小的事情，如退休和地位的失落、丧偶、亲朋好友去世、慢性疾病折磨、身体功能受限，以及经济状况的改变，都可给老年人带来精神上的压力，如果应对不当，将给老年人的身心健康造成危害。因此，他们的身心健康应当受到每个家庭的关注，受到各个基层单位的关注，受到全社会的关注。关注老年人心理健康刻不容缓。

一、将关心老年人心理健康付诸行动

老年人和未成年人一样，需要家庭和社会的关心。家庭和社会的关心是老年人心理健康的外部环境和必要条件，生病时需要照顾，不但给予物质上的关心，更重要的是给予心理上的理解和支持。作为社会，要更多地关注老年人心理问题，多为老年人提供有益于心理健康的活动。作为儿女，要多与老年人交流，让他们觉得有人关心，在家里是有位置的。要多体谅一些老年人的一些不理智行为与不

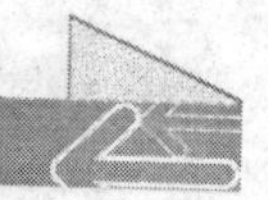

良情绪。要多关注老年人的心理状态,以便及时给予帮助。

(一)老年人心理问题亟待解决

近年来,老年人被骗的事情屡屡发生,这就与老年人的生存状况差,与老年人心理健康问题没有得到解决有直接的关系。

在对老年人进行心理咨询中看到,老年人的心理状况与他们的性格及认知特征有很大相关性。具有外向性格的老年人比较开朗、乐观,对人热情而亲切,乐于与他人进行交流。心情愉悦的老年人愿意和他人分享他们的老年快乐经。但是,另一些老年人心理问题不像之前预期的那样,他们正承受严重的心理困扰。较多的老年人表示有睡眠问题,由此引发不同程度的焦虑,越是关注睡眠,睡眠情况越不佳,形成恶性循环。

老年人经常面对不健康和疾病的状态,甚至受到死亡的威胁,从而产生不安、恐惧、焦虑和抑郁的情感,有时会产生绝望感。家庭关系的不和谐也是导致老年人受不良情绪困扰的重要原因。有两位病人的妻子都是因为对丈夫的心理问题非常担心,但又无力帮助他们摆脱心理问题,从而感到极大的焦虑与无能。诸如夫妻之间的财产权,两代人生活中的冲突,都使老年人具较低的生活满意度,承受较大的情绪困扰,甚至影响到正常生活如饮食与睡眠。有位 80 多岁的大爷称往事在脑中像放映影片一样一幕一幕,有高兴的往事,但更多的是感到愧疚的事情,使得他无法安然入睡,情绪低落。

老年人因年老体弱,活动能力变弱了,活动的范围也就会变小。这让老年人的交际圈变得狭小。而如今社会生活节奏飞快，儿女们除了给老人物质上的照顾以外，往往很少有人对他们嘘寒问暖，和他们畅怀聊天，很难有时间陪老人说说话散散步。因此，老年人的心理很难得到慰藉。一旦有人愿意和他们攀谈起来，即使是陌生人他们也能聊得天昏地暗。这就给了骗子可乘之机。

很多人作为子女，却忍受不了老人家的唠唠叨叨。其实老人家开始唠叨起来了，就证明老人很有可能觉得孤独了。如果这个时候没人陪老人家唠唠嗑，老人家就会觉得越来越不受重视，甚至会感到被嫌弃，心理健康会受很大影响。这种影响甚至会让老人生病。有的子女把老人家晾在一边不闻不问，老人犯起糊涂来，也就是说所谓的老糊涂了。事实上很多老年人患上老年痴呆症也就是因为没有人与其交流。

（二）关注老年人心理健康从日常生活做起

家庭环境的好坏，直接影响老年人的心理健康。和睦温馨的家庭，能使老年人心情欢快，生活幸福，不良的心态自然消散。老年人要处理好夫妻关系，互相尊重，互相敬爱，互相信任，互相体贴，互相关照，互相谅解，互相勉慰；努力缩小代沟，老年人要关注时代的变化发展，更新观念，两代人之间要互相理解、尊重，互相宽容，互相关照，求同存异，积极沟通，和睦相处。保持子女孝顺、父母心宽的家境。子女应尽自己赡养、孝敬老人的责任，要多从物质上和精神上关心老年人，让老人享受到儿孙绕膝、晚辈嘘寒问暖的天伦之乐；增加家族姻亲间的和谐交流可增强归属感，消除孤

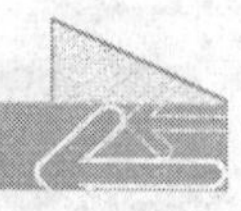

独感，也有益于某些老年人家庭矛盾和困难的解决。

保健与健康是密不可分的事情，日常的老年保健应该从衣、食、住、行做起。

1. 衣食住行细安排

(1)衣：由于老年人体温中枢调节功能减弱，尤其对寒冷的抵抗力和适应力下降，因此在寒冷时节要特别注意衣服的保暖功效。另外，还要考虑衣着布料，以及脏衣服上脱落表皮分解产物对皮肤的刺激等方面的因素，应选择透气性和吸湿性较高的纯棉织品，避免对皮肤有刺激的化纤织品。此外，由于老年人的平衡感降低，应避免穿过长的裙子或裤子，防止绊倒。

(2)食：老年人由于基础代谢率下降、体力活动减少和体内脂肪组织比例增加，对能量的需要相对减少。此外，胆汁分泌减少和酯酶活性降低，导致老年人对脂肪的消化功能降低，因此应避免摄取过多的动物性脂肪和糖。老年人体内蛋白质合成能力差，对蛋白质的吸收利用率降低，应注意优质蛋白质尤其是豆类蛋白质的摄入。此外，一定要注意摄入足够量的抗氧化营养素，如维生素 A、β-胡萝卜素、维生素 E、维生素 C、硒等。食物在烹调时要注意色、香、味俱全，不吃油炸、烟熏的食物，还应尽量避免辛辣刺激的食品，忌烟少酒，少饮咖啡，最好是少食多餐。

(3)住：老年人的居住环境应舒适、简洁、干净。室温应以 22℃～24℃较为适宜，室内湿度为 50%左右，光线不宜过强或过暗。房间要经常通风，保持新鲜的空气，去除异味，可以适当地使用空气清新剂。房间内的家具不宜过多，且家具的转角处应尽量用弧形，以免碰伤。床的高度应便于老人上下床或活动，床的两旁均应有活动的护栏。有毒有害物品，如电源、煤气、火种、刀具都应妥善保管和处理。阳台门及窗户应当加锁，防止坠楼；应注意保持地面平整，瓷砖地注意防滑；老年人皮肤感觉迟钝，应慎重使用电热毯和热水袋等。浴室里应设有排风扇以便将蒸气排除，免得湿度过高而影响呼吸。

(4)行：坚持活动是人类健康长寿的关键。比较适合老年人锻炼的项目有：散步、慢跑、游泳、跳舞、球类运动、太极拳与气功等。锻炼时活动强度要适宜，要循序渐进，持之以恒。运动场地尽可能选择空气新鲜、安静清幽的公园、庭院、湖滨等地，可吸入较多的负离子，提高摄氧量，有助于刺激脑细胞，防止脑细胞退化。经常晒晒太阳，有助于维生素D的吸收，保护大脑的敏锐性。注意气候变化，夏季户外运动要防止中暑，冬季则要防跌倒和感冒。

2. 重视老年疾病的防治

我国老年人的常见疾病为：高血压、冠心病和脑血管病。此外，因老化引起的老年人特有的疾病为老年抑郁症、老年性痴呆、老年人骨质疏松症等。

心脑血管疾病的防治重在饮食、情志与作息。饮食宜清淡，不可过咸过辣，营养均衡；老年人日常生活中要保持平和的心态，避免情绪过激；要注意休息与活动，生活要有规律，早睡早起，保持充足的睡眠时间，避免过度疲劳，尽可能保证 8 小时以上睡眠。

老年抑郁症和老年性痴呆等精神疾病的预防，重在日常生活护理与用药护理，服用药物要定时定量，注意观察药物疗效及不良反应；骨质疏松症的防治重在补充钙剂，老年

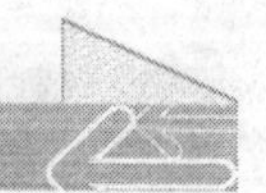

人应当按照饮食及运动原则，合理进餐和活动，维持躯体的功能，减少并发症的发生。慢性病患者要定期检查，及时治疗，控制病情的发展。

（三）让全社会广泛关注老年人事业

在全社会营造尊重、孝敬老年人的伦理大环境，减轻老年人的心理负担，使之老有所依，老有所养。尊敬、关心老年人是和谐社会的传统美德和责任，是社会发展和文明进步的象征，因此要让全社会广泛关注老年人事业。

第一，要完善体制，使老年人依法享受保障的权利。

第二，要成立相关机构，研究老年人的生理、心理、社会伦理等状况。必须大力发展老年科学和教育的推广，在医学院校设置老年病医学和老年护理学等专业，加大老年病基础医学理论研究；成立老年精神卫生研究中心，为老年人服务，提高老年人的生活、生命质量。

第三，要建立公共设施，满足老年人各种需求。政府和慈善机构要动员社会力量修建托老所，为照料和护理老年人提供餐饮、起居、护理、保健需求；在医院、门诊、保健站等设立老年人服务窗口，为老人提供常见病的预防、保健、急救等服务；成立老年人咨询中心，为老年人提供房产、婚姻、再就业、旅游等咨询服务；建立完善文体活动中心为老年人提供健身、娱乐、学习等场所。切实从衣、食、住、行等生活细节照顾中给他们提供关爱、休养的场所。

第四，要构筑和谐氛围，使老年人得到人文关怀。建立适合老年人生存的社会伦理准则，大力弘扬尊老敬老的传统美德文化，动员全社会人员给予老年人更多的支持和帮助，从思想上树立“代际和谐”观念，使老年人从生理、心理、社会环境等方面获得人文关怀。

（四）给予老年人心理上的理解和支持

家庭和社会的关心是老年人心理健康的外部环境和必要条件，生病时需要照顾，不但给予物质上的关心，更重要的是给予心理上的理解和支持。大量实践证明，情绪的稳定、良好的心理状态是延缓人衰老的有效方法。

1. 丰富老年人精神文化生活

社会上应重视老年心理问题，各地应加强小区老年文化建设，丰富老年人的精神文化生活。事实证明，大多数长寿者心胸开阔，乐观豁达，有广泛的业余爱好，如垂钓、种花、养鸟、听音乐、跳舞、绘画、棋类等，这些都是有益于老年人身心健康的理想项目，对健康大有裨益。

2. 发挥小区作用，提供咨询服务

老年人大多生活在小区中，小区有责任为他们提供心理服务，开设心理健康咨询服务项目，及时帮助解决问题。全国各地的许多小区都设立了“老年谈心站”，老人们来到这里有说有笑，诉苦解愁，互相安慰，互相劝解，排解了苦闷和烦恼。谈心站成了解决老年人心理问题的“医院”。

在日常生活中应培养广泛的兴趣爱好，如书法、绘画、下棋、摄影、园艺、烹调、旅游、钓鱼等，丰富生活，陶冶性情，这样可以有效地帮助老人摆脱失落、孤独、抑郁等不良情绪。

3. 创造条件，为老年人提供更多的社会参与机会

社会、家庭应积极创造条件让老年人更多地参与社会活动，多与外界交往，合理安排时间，培养情趣爱好，丰富自

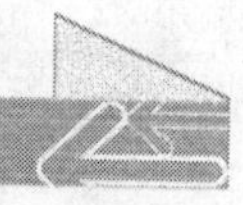

己的生活。心理保健主要在于自我调适，要善于调适情绪，使自己保持良好心态。老年人仍要有追求的目标，老有所为，体现人生价值。

4. 调动积极因素，发挥离退休老同志互助精神

老人之间有共同语言，比较容易沟通，用亲身经历互相劝说，效果更为显著，特别对帮助空巢老人更有效。我们可以在居住地就近组织他们结成互助“对子”，充分调动小区居民的积极性，发扬互帮互助的精神，促进友谊和团结。一方面，使需要帮助的人得到帮助，增强其克服困难的信心；另一方面，也使帮助他人的人实现自身价值，得到精神上的快乐和满足。

二、老年人心理保健凡事不能过度

老年人喜爱管事，有的还特别爱管闲事，而且管得很宽、很细。然而，凡事都应有个尺度，应切忌过度、终日杞人忧天、瞻前顾后、心事重重，替他人担惊受怕。虽说是“人无远虑，必有近忧”，然而如此精神紧张，必有损自己的心理健康。遇下列情况不可过度关注。

1. 对儿孙关爱过度

有些老年人对儿孙真可谓爱到极致，可是他们爱的行为却呈现一种令人费解的分化状态，如在生活上对孩子关心得无微不至、事必躬亲，在精神上却对孩子过于专制、强加于人。这种老年人多有将自己年轻时未能实现的愿望寄托在孩子身上。他们堆积起的这份“厚爱”，不仅给孩子造成过重的精神负担和心理压力，不利于培养孩子独立自主的能力，也给自己平添了许多不必要的压力和烦恼，有损自身的心理健康。

2. 遇喜事高兴过度

高兴本来是好事，但要防止“乐极生悲”，特别是当生活中有突如其来的好事如“久别亲人团聚”“摸彩中了大奖”等降临时。高兴过度会引起大脑中枢兴奋性增强，使交感神经过度亢奋，这对患有心脑血管疾病的人来说尤其不利。调查显示，老人生日当天死亡率增加，这可能与生日当天子女热热闹闹地为老人祝寿，老人过于兴奋而导致意外；或因第二天一切恢复常态之后无人关心的寂寞感觉，加剧老人的情绪抑郁有关。更有些地方给老人过寿太注重排场，导致老人沦为仪式的配角，让他们生日过得疲惫不堪。因此，生活中应该尽量避免老年人情绪上的大起大落。

3. 遇不幸悲伤过度

当人们遭遇不幸时，应当学会调解、控制自己的情绪。诸如，故友离散、亲人谢世、朋友反目、恋人分手等，都会给人造成心理上的严重打击。此时，老年人切勿钻牛角尖，更不要沉溺于其中不能自拔，要学会摆脱，以向好友倾诉、向心理医生咨询等方法，尽快使自己走出心理危机。

4. 出差错消极过度

当生活中出现失误时，可能会导致有些老人产生自我否定的心理或极其消沉的情绪，严重者甚至自暴自弃。这种做法实不足取，因其对心理健康十分不利。重要的是分析出错的原因，吸取教训，以积极的心态去面对生活。

5. 遇矛盾愤怒过度

老年人在生活中，与老伴之间、儿女之间出现矛盾，是

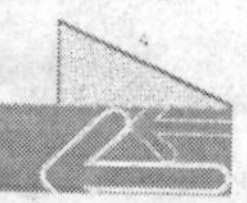

经常遇到的事情。此时，老年人最好避免激烈的争吵，更不要三句话说不到一起便“怒发冲冠”“拍案而起”。这种做法不但不利于解决问题，反而会激化矛盾。况且，发怒是一把“双刃剑”，既伤别人也会伤及自己，正如人们常说的“气大伤身”。此时不如先冷静下来，“退一步海阔天空”，这对矛盾的双方都有好处。

6. 凭主观猜疑过度

有些人疑心病较重，乃至形成惯性思维，导致心理变态。一个人如果心胸过于狭窄，对同事、朋友乃至家人无端猜疑，不但会影响工作、人际关系和家庭和睦，还会影响自己的心理健康。

7. 不顺心焦躁过度

有些老年人脾气很急，做事情总想一步到位、一举成功，有些急功近利的心理趋向。当办事不够顺心、自己的愿望和目标一下子不能如期实现时，他们便会产生焦躁情绪。其实，这种情绪不仅于事无补，反而会适得其反，并有损身心健康。

8. 遇纠结忧虑过度

老年人在生活中可能经常遇到一些令人烦恼、焦虑的事情，此时有的整天闷闷不乐，就此消沉下去，这样对健康十分不利。应该振作精神，积极面对，设法解决。

三、积极向上延缓老年人心理衰老

人到了老年，不仅躯体向老化方向发展，心理也会衰老，往往变得多愁善感，不愿与人交往，固执己见，以我为中心,自我欣赏,胆小怕事,遇事暴躁,情绪不稳,怀疑老伴,怀疑他人,不满子女等。这主要是由于人的大脑也随着年龄的增长而老化了,脑血流量的减少,使脑摄取氧量减少,神经细胞皱缩,神经纤维再生能力减弱,于是心理功能也衰老了。

人老心不老,经常用来形容一些心态良好的老年人,但是要做到这一点也不是那么容易的。尤其是人老了,由于身体或是生活环境等各方面的原因,就容易产生心理问题。心理老化会加速生理衰退,让人意志消沉,对生活缺乏乐趣,无所作为,会严重损害老年人健康长寿。这是老年人自我心理保健的大忌。

但人的心理衰老与躯体衰老是不平行的。因为人的心理衰老除与大脑有密切关系外,还与其他许多因素有关,如身体状况、人的心理特点和社会心理因素(包括社会环境、经济条件、家庭关系、人际关系、文化修养)等。正因为如此,推迟心理衰老是可能的。

身体的衰老是阻止不了的,但心理衰老的步伐通过老人自己的积极向上和不断努力,是可以使其延缓的。可以从以下方面入手。

1. 提高对心理老化危险性的认识

要培养乐观开朗,胸怀宽阔和“服老”思想。人的心理活动无不与认知有关,只有认识提高,明晓道理,才谈得上树立“人老心不老”的观点和产生“老骥伏枥”的行为。专家在长期的老年医学考察中发现,长寿老人都能做到胸怀开朗,处事热情,善解人意,他们与世无争,不易动怒,感到自己生活很充实、满足。善于把自己的情绪调节至最佳状态,

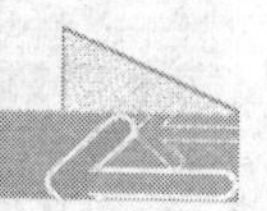

培养良好情绪。

2. 树立积极人生态度

人生好像是一个大舞台，尽管有主角配角，悲剧喜剧之别，但是只要树立积极的人生态度，任何人都可以做出有益的贡献。“浮生如梦”的消极人生态度，容易导致心理老化。每个人都要有一种理想追求和生活目标，并为此奋斗终生，永不停步，这样才不会感到生活乏味。

同时保持积极的精神状态。积极的精神状态，主要为有进取心、希望和理想等，对老年人防止心理衰老、保持心理健康具有重大意义。一个人有了进取心、理想，并充满希望和奋发向上，就能老而不衰，充满活力。老年人往往会遇到许多不称心的事情，如自己多病、老伴去世、有些事力不从心等。如果老年人一味地把现在与过去年轻时相比，就会越比越悲观，甚至会觉得人生无味。老年人最好正视现实，向往未来，少回顾过去，并可以多看一些喜剧性的节目，多参加一些愉快的聚会，“笑口常开，笑脸常驻”，保持沉静乐观，愉快知足，莫说人非，避免老气横秋。

3. 多用脑，勤思考

勤奋好学，积极用脑，博览群书，可以延迟大脑衰老。大脑是主宰人体各器官的司令部，大脑的衰老必然导致各个脏器的衰老，并且大脑对人类的知识、智能和思维具有重大影响。因此，老年人更要多用脑，勤思考，使脑细胞和组织器官不萎缩。其实，只要有强烈的求知欲，即使高龄老人也仍能掌握新知识。因为老年人的理解力与判断力不容易降低，容易降低的是记忆力和计算能力。当然，在提倡用脑的同时，必须强调要合理地、科学地用脑，而平时起居有常，生活作息有规律，对保护大脑的健康是十分重要的。

4. 处理好人际关系

与人为善是预防心理衰老的重要措施，与身边的人应尽力和睦相处，并给予力所能及的帮助和支持，这会使自己的心情无限欢愉。对家庭成员和邻里的过错不必过分指责，对他人所取得的成绩无须嫉妒。对老年人来说，最重要的人际关系乃是家庭关系。在生活中，家庭成员应和睦相处，感情融洽。老人对子孙既不能过严，也不能溺爱；既要重视他们的智育，又要重视他们的德育和美育。老人要以自己良好的世界观、道德情操、生活作风等影响自己的小辈；而小辈则要从老人身上学习优良的传统及可贵的经验，并要充分理解老人的心理状态，尊重、体贴、爱护和照顾老人，这样才能使老人更好地、兴致勃勃地为社会做些有益的工作，进而也推迟了老人的心理衰老。

5. 多参加体育锻炼

经常动手，活动身体，不要懒于做事。体育锻炼不仅可以改善和加强老年人的生理功能，增强体质，增加抵抗疾病的能力，还可丰富晚年生活，增添生活乐趣，使精神振奋，心情愉快，提高信心，增强主动、积极安排好晚年生活的勇气和兴趣，从而增强老年人的心理功能。但是，体育锻炼选择的项目一定要适合自己的体质状况，否则害多益少。

6. 丰富生活内容，培养多种兴趣

各地可以加强小区老年文化建设，增加一些老年心理咨询机构，以丰富老年人的精神文化生活，鼓励老年人积极而适量地参加一些社会活动。老年人要创造条件参加力所能及的社会活动，广结朋友，接触社会；培养广泛的兴趣爱

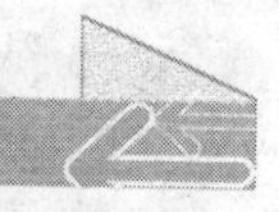

好（如书法、音乐、戏剧、绘画、养花、集邮等），以陶冶情操，处理好各方面的人际关系（包括家庭成员、亲朋好友等），做到与众同乐，喜当“顽童”。民政部在一些城市启动的“小区老年福利星光计划”的试点，已有许多小区享受到“星光计划”带来的好处。“星光计划”为老人们创造了更多的交流机会，有利于老人们的身心健康。老年人要永远对人生和大自然充满好奇心，好奇心就是接受新鲜事物，求知进取的积极生活态度。这是防止心理老化的良好方法。

最后，要懂得生命哲理“人的生命总有尽头，但人的智慧和才能会永世长存”。

四、老年人自我排遣进行心理调整

人们祝贺别人，一般都会说：祝你身体健康。其实，只有心理健康了，才能有身体健康。人生在世，天天要接触你愿意或不愿意接触的人，处理你愿意或不愿意处理的事，期间谁都会遇到不顺心的事情，这是客观存在的，没有一个人敢说自己永远逍遥自在，永远快乐舒心。但是，有了不顺心的事排遣不掉，老是憋在肚子里，那是容易出毛病的。人的很多毛病都是由情绪造成的，要想少得毛病，要想健康长寿，有了不顺心的事就必须学会排遣，学会自己给自己进行心理调整。

1. 自我反省式

这是学会排遣的第一个选择。所谓不顺心的事情，有的是因为外界的原因造成的，也有的是由自己造成的，这个现实谁都不得不承认。有时是因为自己处事不周，有时是因为自己欲望太高，有时是因为自己过分主观，有时又是因为自己自私。这都没什么，人之常情，如果不是说大话，谁没有这样的时候呢？种种因为，常常导致周围人际关系难以预知的各种矛盾的发生，也就难免使情绪不佳，甚至矛盾还比较尖锐，自己的情绪波动也挺剧烈，闹不好还要寝食不安，形容憔悴。一旦出现这样的问题，自己必须给自己进行必要的心理调整，对淤积于胸的情绪必须进行积极的排遣，否则长此以往，就容易引起一些不可预知的麻烦。

古人云，人无完人，谁都有这样那样的毛病，这个毛病指的是缺点。一旦出现心理情绪，首先应该选择的是自我反省，自我剖析。看看自身在这一问题中的直接原因是什么，自身的缺点是什么，是不是因为自身的一时不慎导致了矛盾的发生。这样也有利于完善自身，有利于今后的为人处世，而不是盲目地去责怪别人。一味地责怪别人，只能情绪复加情绪，矛盾复加矛盾。

出了这种情绪上的问题，有的人也可能走近你，给你做做工作，其实那都是个形式，大多数起不到什么实质性的作用，最终还得依靠自己，才能解决自己的问题。套用一句俗话，这个世界从来就没有什么救世主。情绪的问题更是这样，自己是自己最好的救世主。这样反省一下，你会觉得情绪上会渐渐好起来，过不了几天，什么都烟消云散了。

2. 心理转移

实在不能排遣心中的情绪，就用这一招，心理转移式。不要越是有情绪，越是不想动，成天窝在家里，越窝越孤独，越窝情绪越不好。调整一下，走出去，与朋友聊聊天，喝喝茶，交换一下思想；看看风景，哪怕是大街上川流不息的人

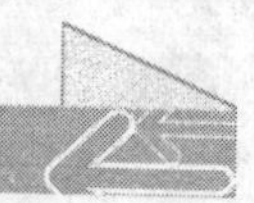

流车流也好;读读好书也行,书中自有黄金屋,书中自有颜如玉,书中自有波澜壮阔的人生纷纭,万世哲理。这样一转移,你的眼界会慢慢开阔起来,你的世界也会慢慢大了起来。回过头来再看看那一点儿矛盾,那一个你觉得装不下的人,你就觉得那都是些芝麻粒儿大的事,不值得计较,不值得存在心中。

3. 自我安慰

也不是所有的情绪都是由自身原因造成的,人常说,人在家中坐,祸从天上来。很多时候你没招人家,人家却非要招你。倒霉的事情也是经常发生的,也是谁都可能碰到的,大人可能有大倒霉,小孩也可能有小倒霉。遇到倒霉的事,你也不能不活了,一蹶不振了。谁能在最短的时间恢复自己的最佳情绪,把那些闹心的事抛在脑后,谁就是强者,是成熟者、健康者和顺利者。

具体怎么办,这个时候就需要一点儿阿 Q 精神,来个自我安慰。精神胜利法也是一个方法,而且有的时候还是一个不错的方法。任何事情都没有绝对的对,也没有绝对的错,精神胜利法也是。俗话讲,人就得有一点儿精神,不管你拿出什么精神,那总是精神,能解决问题就是好办法。

你要这样想,莫非我今天遇到倒霉事,我就一辈子倒霉吗?说不定还是"塞翁失马,焉知非福"呢!再说了,我的好事情也不少呀,这一点点倒霉事算得了什么呀!权当给我一个善意的提醒,以便今后有更多的好事来找我。

4. 情绪发泄

这是没有办法的办法,也是最下策的下策。但怎么说也算是一个办法。通过上边的办法实在排遣不去心中的郁闷和情绪，那就不妨用用它，也没什么了不起。或者找个拳击场狠狠地挥拳打一顿，或者当着朋友大骂对方一场，实在不行大哭一场也行，喝一次酒也无所谓。没有过不去的火焰山，再大的困难都能过去，所谓过不去，觉得要困在那里困死了，都是因为自己没有经历太多的事情，坚强不够，自信不足。你要是抱着"我就发泄了，怎么着吧！"的心理，当时你可能就什么情绪都没有了，明天说不定你还会为今天的发泄感到可笑，感到幼稚呢。

人就是这样，月有阴晴圆缺，人有悲欢离合。一会儿一个情绪，一会儿一个境界，只要你起码的道德和良知不丧失，其他什么都是小节，无所谓，谁也不是什么神仙圣贤，谁也不能说自己没有小节的问题，谁也没必要说谁。没必要看别人的脸色或听别人的闲言碎语，重要的是走好自己的路，把自己的事情做好。

其实，除了上述办法，最重要的应该是，对一些名利要学会淡泊一点儿，都是身外之物，而身体才是最重要的。

只要对自己的心理进行积极地调整，你的状态就应该永远是健康的，永远是振作的。

5. 心胸广阔

老年人平时可本着"六多六少"的心态对待一些事物，对情绪稳定有一定的帮助。

(1)多看一些情景喜剧类和欢乐的节目，少看一些悲伤、恐惧的节目，这对稳定情绪是很重要的。

(2)多回忆一些有意义、值得回味的事，少想一些苦恼、不愉快的事。

(3)多做一些自己想做的事，少去干涉儿女和晚辈的

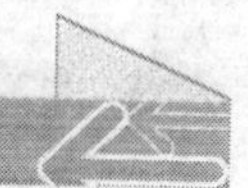

事，你可以提提建议，儿女有他们的具体情况和做法。

(4)多参与一些对社会有益的事，少与别人攀高低。与别人攀高低，心理上永远不会平衡。

(5)多与亲朋好友来往，多交朋友，多去公园谈天说地，多谈愉快的人和事，少议论街坊四邻的长与短，包括公园大家在一起锻炼，首先肯定人家的长处，不去议论人家短，因为议论容易招来不愉快。

(6)多从客观角度来看问题，不管生活上也好，社会上也好，人与人之间遇事客观地看问题，根据现在的社会情况来看问题，少去推理，劳神琢磨事，晚上易失眠。人活着不能老是郁闷，应该拿得起，放得下，高高兴兴过好每一天。

关于情绪稳定的六多六少，其实不是什么高深的理论，都是很实际的道理，但是要做到并不很容易。首先有个认识的前提，是为了自己少受累、少痛苦，少给家庭、单位、社会添麻烦，努力提高生存质量和生命质量。

五、老年人善待独处也是养生之道

人们往往把交往看作一种能力，却忽略了独处也是一种能力，并且在一定意义上是比交往更为重要的一种能力。反过来说，不擅交际固然是一种遗憾，不耐孤独也未尝不是一种很严重的缺陷。

1. 独处也是一种能力，并非任何人都可具备的

具备这种能力并不意味着不再感到寂寞，而在于安于寂寞并使之具有生产力。人在寂寞中有3种状态。一是惶惶不安，茫无头绪，百事无心，一心逃出寂寞。二是渐渐习惯于寂寞，安下心来，建立起生活的条理，用读书、写作或别的事务来驱逐寂寞。三是寂寞本身可成为一片诗意的土壤，一种创造的契机，诱发出关于存在、生命、自我的深邃思考和体验。

独处是人生中的美好时刻和美好体验，虽然有些寂寞，寂寞中却又有一种充实。独处是灵魂生长的必要空间，在独处时，我们从别人和事务中抽身出来，回到了自己。这时候，我们独自面对自己和上帝，开始了与自己的心灵，以及与宇宙中的神秘力量的对话。一切严格意义上的灵魂生活都是在独处时展开的。与别人一起谈古说今，引经据典，那是闲聊和讨论；惟有自己沉浸于古往今来大师们的杰作之时，才会有真正的心灵感悟。和别人一起游山玩水，那只是旅游；惟有自己独自面对苍茫的群山和大海之时，才会真正感受到与大自然的沟通。

独处是人生难得的享受。独处之中，你可以尽情在记忆的海洋中游弋，重视那令人激动的场面；你可以挥毫泼墨，丹青描红；你可以博览群书，浮想联翩；你可以翻看日记、整理照片；你可以自斟自饮，静心品茗……在独处之中，你不必言不由衷地表白，更无须看周围人的脸色，可以独自品味“众鸟高飞尽，孤云独自闲”的宁静和乐趣。

2. 独处并非等于孤独，独处是一种特有的休闲方式

独处对身心健康有着特殊的作用。独处之际，没有应酬，主权归己，拥有一片清静，是读书学习的佳境；独处之地，没人涉足，没有喧闹，随心所欲，是自娱自乐的天堂；独处之时，远离诱惑，无人干扰，难得一方净土，是陶冶情操的良机。

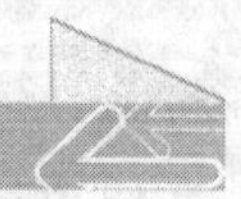

独处也是一种养生之道。独处时，正襟端坐，双目闭合，意无所顾，思无所虑，心神潜入寂静状态。古人云，人老心静才是养生之本。元代罗天益在其所著的《卫生宝鉴》中指出："心乱则百病生，心静则百病息。"

从心理学的观点看，人之需要独处，是为了进行内在的整合。所谓整合，就是把新的经验放到内在记忆中的某个恰当位置上。惟有经过这一整合的过程，外来的印象才能被自我所消化，自我也才能成为一个既独立又生长着的系统。所以，有无独处的能力，关系到一个人能否真正形成一个相对自足的内心世界，而这又会进而影响到他与外部世界的关系。

3. 老年人独处有许多好处

(1)独处适合老年人的生活习惯：老年人既怕孤独又怕喧闹，老年人和青年人的观念、生活经历不同，饮食习惯也有差异，在一起居住会发生摩擦与矛盾。子女可"常回家看看"，尽享天伦之乐。

(2)可减轻老人的生活负担：与子女生活在一起的老人，多为家务(如带孩子、买菜做饭等)而忙碌，在经济上也加重了老人的负担；而独处的老人，生活有规律，日子过得安逸，减少家务拖累及经济压力，有益于身心健康。

(3)老人独处有利于子女成长：可减少子女对老人的依赖，增强自主意识，逐渐养成热爱劳动、勤俭持家等优良品德；孙辈们少了祖辈们的溺爱，从小养成"听父母话"的好习惯，有利于健康成长。

4. 老年人学会独处，关键是调整好心态

有了良好的心态，独处就不会感到孤独和寂寞。老年独处如同一首至诚至美抒情浪漫的小诗。在没有喧嚣、没有烦恼之中,尽情地舒展疲惫的身躯,尽情地梳理那零乱的思绪,毫无顾忌地呈现出一个率真而洒脱的自我。

老年独处更有些像一篇意蕴深厚,情趣盎然的散文。老年独处之妙首先在于身上没有工作压力,没有既定的套路,不受任何人的指使和约束。任尔西东,想干啥就干啥。心理活动宽松自由,思绪犹如行云流水,爱怎么想就怎么想。

老年独处要培养自己的情趣和爱好,学会自得其乐,如读书、绘画、种花、养鱼等。养鸟,观其态,听其声,愉悦身心;种花,赏其色、闻其香,心旷神怡;练字、作画,自我欣赏,自我陶醉。读书不仅可以增长知识,书中动人的故事,优美的语言,可使你如品香茗,如嚼橄榄。在“书山”“报海”中,聆听着前朝的遗事轶闻和为人处世的教诲,探析伟人的胸怀、诗人的豪迈、勇士的悲壮、百姓的喜忧……光阴在不知不觉中度过。正如古人所说:与艺为友,乐在其中;与物为友,陶冶情操;以物取乐,开心解闷。

六、老年人应提高心理承受能力

人到老年,心理承受能力也会越来越低,如果再遇到经济拮据、家庭不和、儿女不孝、身体欠佳等问题,就更易使人产生消极情绪。有些人会因此而丧失对生活的信心,甚而导致疾病缠身。那么,注意加强心理锻炼,提高心理承受能力就尤为重要了,不然会造成这样那样的不好后果。心理学家认为,人的心理承受力有个“弹性幅度”,这个幅度越大,人的心理承受力就越强。而这种弹性心理是可以通过

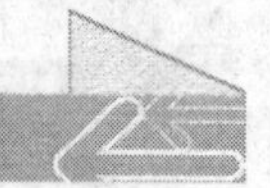

自我修炼来增大的。那么，人们在日常生活中，如何通过自身的努力来增强这种弹性心理呢？

1. 常乐，而勿极乐

轻松愉快的情绪，充满乐观的精神，是人类健康长寿的“心理营养素”。经常保持乐观，是老年人心身健康的基础。但是，常乐也应该适当制乐，不能极乐。正所谓“忧喜更相接，乐极还生悲”。如果遇上喜事就任凭感情奔放，狂欢极乐，使大脑兴奋无度，就可能使自身的防卫系统松弛，使理智失去控制而导致祸自喜生。因此，人到中老年，凡遇“喜出望外”之事，切不可狂喜无度，应该稍作收敛，悠然处之；做到乐而有益，乐而有度。

2. 逢怒，而勿盛怒

老年人遇到令人生气的事不可暴跳如雷，而应该加以克制。因为愤怒可导致气逆，严重者可眼前发黑、鬓发焦枯，甚至呕血；盛怒不止者，会大伤心志而发生健忘、腰脊难以屈伸等症；如果愤怒持续的时间很长，气滞五脏，则可导致气绝而终。《三国演义》中的周瑜之死便是佐证。因此，人到老年要注意加强情志修养，要像林则徐那样把“制怒”作为座右铭。每逢盛怒待发时，就应下意识地转移自己的注意力，多听别人的劝解和忠告，等到时过境迁了，自然会心平气和，怒意全消。

3. 遇愁，而勿忧郁

在现实生活中，难免有愁苦之事。中老年人不要因此就牵肠挂肚，郁郁寡欢。因为过于忧虑沮丧，会使人的中枢神经系统处于抑制状态，使内脏肌肉绷紧，血管紧张，脏器供血减少，甚至坐卧不宁，寝食俱废，这必然有损于人的身心健康。老年人要乐观开朗，保持愉快、活泼、恬静的心境，遇到愁苦之事，应想方设法从愁苦中尽快地解脱出来。此时，也不妨采用音乐疗法、微笑疗法、倾诉疗法等方式驱散愁云郁雾，保持宁静的心境。

4. 临悲，而勿过伤

人生中，难免遭遇生离死别。遇到悲伤之事，老年人尤其不宜过度悲哀，因为悲哀能使人心神动摇，手脚抽筋，甚至气竭昏死。老年人在证券公司"晕倒"的现象并不少见。股市可以说瞬息万变，老年人如果没有很好的心理素质，经受不住亏损的打击，则很容易出问题。

老年人在面临悲伤之际，应以理智的闸门抵挡情感的决口，尽可能地从悲哀的氛围中解脱出来。也可用转移法排遣悲伤的情绪，用自己的意志，把悲痛的情绪转化为生活、工作的力量，防止被悲伤之网所缠扰，陷入悲上加悲的恶性循环之中。

5. 勤思，而勿妄想

老年人应避免过度忧思，更不能胡思乱想。因为思虑过度，会使人出现心悸、失眠、肢倦、乏力、腹胀等症。老年人在思虑"缠绕"之时，不要死钻牛角尖，以免因陷入思维的死胡同而生病。此时，可采用转移注意力的娱乐疗法、锻炼疗法、健忘逆流法等打破过去的思维方式。只要静下心来，眼前肯定会出现"柳暗花明又一村"的妙境。

6. 坚定，而勿倔强

古人云："纯刚纯强，其势必亡。"老年人身心健康的大敌，就是倔强固执，刚愎自用。因为人从中年转向老年之时，心理承受能力也逐渐减弱，如果在日常生活中过于逞

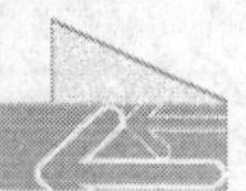

能、要强、硬拼、苦熬，实在于身心健康无益。老年人做人做事都不要固执倔强，不能只按照自己的老观念、老主意、老经验办事，而应该宽容乐观，理智行事，量力而行，豁达地面对人生。

七、老年人需要主动调适负性心理

当老年人身体生理发生了衰退的改变时，心理健康者能经常保持愉快、开朗、自信、满足的心情，善于从生活中寻求乐趣，对生活充满希望，更重要的是情绪稳定性好，这是正性心理的表现。与此相反，部分老年人的心理行为不能随之相应地进行调整，其原有的心理平衡状态被打破，产生诸如失落、累赘、无为、无用、无聊、孤独、焦虑等负性心理。老年人的负性心理对其健康有着很大的影响，应当自觉地进行自我调适。老年人的负性心理表现在以下方面。

1. 被人冷落遗弃

有的老年人退休后，觉得失去了工作，失去了权力，生活中没有了迎来送往的热闹，不能再在职权的舞台上“操作表演”，产生萧条冷落之感。这种失落的心理缠绕挥之不去，如同被人抛弃后那种难受。从健康的角度讲，情绪消极，人的抗病能力就会下降，对生活会产生不良影响。

诗云：“人事有代谢，往来成古今。”一位退休老人说得好：“草随风动，权随职走，退休离职，天经地义，有什么好懊恼失意的。”记住他们的话，用平常心做好“角色退场”吧。

2. 成为累赘包袱

有的老年人多疑多心，思想变得愚昧，常感自己无能为力，不能再为家里做事，成了子女的累赘和包袱，觉得生活是一种折磨，是一种煎熬，因而悲观失望。

老年人是人生的秋天，是成熟与收获的季节。历史上有许多创大业的名人都是老年人，如孔子、孟子、恩格斯等。我们有理由甩掉那些不良情绪，进行人生二次创业，开创人生第二个春天。

3. 沉溺怀旧追昔

有的老年人多愁善感，留恋过去，常沉溺于对往事的追忆，表现出程度不同的怀旧。老年人有种反常心理，近事难记，远事不忘；记不得快乐开心事，偏记得悲观伤心事。过去的坎坷经历，过去的艰辛生活，过去的成功失败，斯人斯事，常常历历在目，或睹物思人，愁绪满肠。

过分的怀旧情绪会影响人的健康。所以，凡事都要往好处想，你可以回忆战争年代生龙活虎的场面，或打了胜仗凯旋时的欢快情景；你可以仔细咀嚼“不幸中的万幸”和“人间正道是沧桑”。这样可以冲淡你的愁绪，感到幸福的存在。

4. 生活枯燥无聊

人到老年，身心都在发生变化，大事干不了，小事不用干，整日在“吃、睡、坐”中轮回周转。这样日复一日，心理上就会产生枯燥无聊的情感，感到生活无趣、无味。生活缺少情趣，就不能老有所乐，思想观念陈旧，就会缺乏人生追求和进取心。

对于工作来说，老年人已画上了句号，但对于整个生活来说，老年期则是一个“逗号”，是一个新的起点。生活要有情趣，要有阳光心态，闲暇可迷于书画、痴于养花等，这样枯燥无聊之感就会荡然无存。

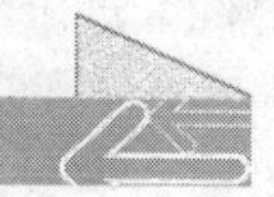

5. 懒散消极无为

有的老年人面对夕阳生活，颓废无为，没有了生气。生活懒散，啥事不干，生活如坐针毡，度日如年，他们的积极形象渐渐地消失在人们的记忆当中。另一些老年人生活很低调，心境较灰暗，常常是过去的事情不提，现在的事情不做，将来的事情不想，终日无所事事。

人到老年，生活更需要自信，自信是人的半个生命，退而不休，老有所为，人老精神不老。只有这样，生命的乐章才会奏出强音，生命的火焰才会越烧越旺。

6. 黄昏末日即临

有的老年人认为已临近生命的尽头，就像天快黑了那样的冷寂，心情惆怅。还有的老年人不忘坊间“七十三、八十四，阎王不请自己去”的传言，不唱春之歌，反奏黄昏曲。心理脆弱，情感沮丧，使自己失去生活的信心。

心理学家认为，把老年期看作是黄昏末日，看作是生命的“悬崖”，是有害健康的。诗云：“老夫喜作黄昏颂，满目青山夕照明。”老年人要以“夕阳无限好，人间爱晚晴”的美好心态去拥抱晚年生活，力所能及地为社会发挥余热，感受生活的美好。

负性心理给老年人带来许多烦恼，但是有烦恼并不可怕，最可怕的是不能化解。如何化解烦恼，对于老年人来讲，可能是性命攸关的大事，老年人必须学会自我化解烦恼。下面介绍化解烦恼的 6 种方法。

(1)离开现场：俗话说得好，“眼不见心不烦”。如果老年人身处烦恼之现场，最好的办法是先离开一下，可以到附近的小区公园走走，也可以到大商场或超市逛逛，或者干脆去看一场电影，如果有喜剧片更佳。

(2)自我劝慰：“算了，算了”，不断地自我劝慰；“不去管它了，此事到此了结，不再计较”，可以在心中反复地这样安慰自己。甚至于来点儿阿Q精神，自言自语：“吃亏就是便宜，人吃点亏就是行善积德，我一定会长命百岁的。”碰到一些难以相处的人，可以说：“今后决不再来往，就当我们不相识。”

(3)迅速遗忘：如果对伤心烦恼之事耿耿于怀，一定会伤身害体。因此，必须以最快的速度、最短的时间，把这些烦恼事从脑海里驱逐出去，并且学会忘掉它，就像此事没有发生过一样。

(4)学会宣泄：在所有的气愤之中，最伤人的是“生闷气”，即把气愤和烦恼都结在心中。科学家认为，“生闷气”有强烈的致癌作用。为此，一定要找一位最贴心的亲人或朋友，把心头之气吐露出去。必要时还可以在不直接伤害对方的情况下，“大骂几声”，以解心头之恨，使怒气顿时消失。

(5)寻找快乐：去钓钓鱼、下下棋、唱唱歌、跳跳舞、与朋友聊聊天，甚至浇浇花、写写字、看看书报，做一样平时十分喜欢做的事，寻找快乐，将一颗郁结的心舒展开来，恢复良好的心态。

(6)增强自信：自信是一种力量，是一种治病的良药，是驱散烦恼的武器。特别当疾病缠身时，必须不断地告诫自己：“我一定会好起来的，我死都不怕，还怕疾病吗？”以此不断激励自己，树立必胜的信念。

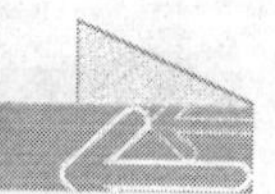

八、老年人必须学会控制不良情绪

老年人面临着重重压力，会产生各种各样的情绪问题。老年人要学会控制情绪，通过各种途径把坏情绪及时释放出来，不必为小事烦恼，更不要处于郁闷状态，做情绪的主人，保持一份好心情，保持心理健康。

心理学家研究证实，良好的情绪和精神状态对健康长寿有着非常重要的意义，对人的衰老起着延缓作用。一切对人不利的影响中，最能使人短命早亡的就是不健康的情绪和糟糕的心情了。

1. 情绪分类

(1)不愉快的情绪：不愉快的情绪如愤怒、焦虑、恐惧、沮丧、悲伤、不满、烦恼、嫉妒等，这类属于负情绪或称为消极情绪，可刺激人体的器官、肌肉或内分泌腺，这类不愉快的情绪对健康和长寿非常不利。可以引起人体许多生理变化。

①情绪波动可使心跳加快，血压上升，红细胞增加、血黏度变浓。有的老年人在盛怒下可发生脑血管破裂，或致命性的心肌梗死。值得注意的是情绪波动导致的疾病，大多不是由于情绪的一次大波动而引起，通常都是一些似乎无关紧要的情绪波动如日常生活工作中的烦恼、忧虑、失望、不安、渴望等日积月累造成的结果。

②发怒时可使胃出口处的肌肉骤然紧缩，消化道痉挛。有的胃肌紧缩时会感到腹部有一块“石头”，甚至误认为是阑尾炎或胆囊炎。情绪过度激动还可能引起结肠痉挛和结

肠过敏，有人称为“情绪结肠症”。

③不良情绪也可对免疫功能造成影响，削弱人体的“免疫监视作用”，容易引起癌症或其他疾病。焦虑及紧张还可使癌症扩散。

(2)愉快的情绪：愉快的情绪如快乐、舒畅、开朗、恬静、和悦、好感、豪爽等。这类属于正情绪或积极情绪，给人体以适度的良性心理按摩，这类愉快的情绪有利于健康和长寿。老年人不仅身体健康很重要，心理健康也是很重要的，只有身心都健康了，老年人才能延年益寿。

为了健康，老年人要学会控制不良的情绪，保持愉快的情绪。

2. 控制情绪的方法

(1)面对现实：人老了，就不要不服老。正确对待自己身体上出现的衰老和疾病现象，从岗位上退下来，就不要再患得患失，老想着自己以前风光的时候。面对现实的态度，可以化解老年人的失落感、自卑感。

(2)宽容大度：“金无足赤，人无完人”，让自己完全满意、十全十美的人和事都是不存在的。宽容大度可以让自己多看他人的优点，多理解别人，从而让自己心情愉快。

(3)有意识地撤火：人在生气到愤怒的时候，大脑皮质就会比平时兴奋，这种兴奋状态会蔓延至四周，在这个时候，要理智地、有意识地转移这些兴奋点，避开使人生气的事物，即争吵的对象、发怒的现场，到其他的地方干点别的事情。

另外，还可以采用有意“撤火”的方法，强制自己，忍着不作声。俄国作家屠格涅夫劝人不要争吵时，要舌尖在嘴

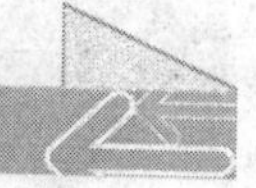

里转10圈，等到心平气和、气头过后再解决矛盾的“冷处理”，千万不能火上浇油。

(4)自我暗示、激励：就是给自己提出任务，自己做自己的司令官，坚信自己有能力控制个人的感情。爱发怒的人也不妨搞个座右铭。例如，“脾气暴躁是人类较为卑劣的天性”“仁爱产生仁爱”“野蛮产生野蛮”“发怒是没文化教养的”“发怒是无能的软弱的表现”等，通过这样积极的自我暗示、自我命令，便可以获得战胜怒气的精神力量。

(5)适度宣泄

①摔打一些无关紧要的物品，能够有效地宣泄。

②最好是跑到楼下，再爬上楼，每步登两个台阶，跑步上楼更好。还可以与别人聊聊。

③怒气会使颈部和肩部的肌肉紧张引起头痛，自我按摩头部或太阳穴10秒钟，有助于减少怒气，缓解肌肉紧张。

④喝一杯热茶或热咖啡。

⑤用冷水洗脸，冷水会降低皮肤的温度，消除怒气。

⑥闭目深呼吸。眼睛闭上几秒钟，再用力伸展身体，使心神慢慢安定下来。

⑦大声呼喊。必须是从腹部深处发出声音或高声唱歌，或大声朗诵。

(6)积极乐观：逢事都往乐观处想，觉得怎么都是好。比如，老伴不小心打破了暖瓶，热水撒了一地。自己要劝老伴，别着急，人没烫着真幸运；“碎碎(岁岁)平安”，是好兆头；旧的不去新的不来，咱们上商场再买一个更好的，要不是摔碎了，还舍不得换呢！

(7)难得糊涂：人有时不能太精明，更不能太计较，要学会“难得糊涂”，让大事化小、小事化了。抹去心头那些过于细腻的算计，让自己轻松潇洒。

(8)闭目养神：当心中烦乱时，可以暂时微闭双目，幻想自己身处自然的美景之中，沉浸在这样的幻想中几分钟，可以舒缓放松自己的情绪，再睁开眼睛时，心情会豁然开朗。

(9)陶冶情操：给自己培养一两项可以寄情托志的爱好，陶醉在爱好中可以令人浑然忘我，其乐陶陶，有益身心健康，而且陶冶情操。

(10)学会遗忘：老年人经历了一生的风雨坎坷，如果闲来时常琢磨那些不愉快的事，实际上就是和自己过不去，因此人要学会遗忘，就像丢弃一件件的情感“垃圾”，让自己心情爽朗。

九、老年人要增强对骗子的“免疫力”

随着我国经济社会的发展和老龄化社会步伐的加快，一些不法分子盯住老年人这一弱势群体，施用的骗术层出不穷，花样翻新，特别是利用金融、信息、网络技术，频频实施电信诈骗活动，对一些老年人的财产安全和身心健康造成严重伤害。因此，老年人要加强防范意识，提高识别骗子的欺骗伎俩，增强对骗子的“免疫力”。

1. 严防电信骗走养老钱

某日上午，一位老人急匆匆地来到某银行营业大厅，着急地询问大堂朱经理自动查询机在哪儿，他要办理一笔转账业务。见老人神情不对，朱经理引导老人坐下。老人告诉朱经理：他刚才收到一个短信，发信人自称是某银行卡中

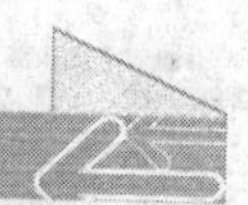

心的工作人员，告知他的个人客户信息被盗用，并已开了一个信用卡，现已透支，要求他必须立即到银行的查询机上按指定的银行卡存入 8172 元，否则将产生个人不良记录。随后该人又来了两次电话，催促老人按照他指示的操作去做。老人的话引起朱经理的警惕。他告诉老人，他很可能收到的是一个诈骗短信。老人有点不相信，认为对方是银行管理中心的，只是让他再开一个户头罢了。

正在这时，老人的手机响起，发短信的人又来电话催促了。于是，朱经理接过电话，按照对方提示的步骤在查询机上进行操作。当一个名字出现在查询机上时，朱经理问老人是否认识名字显示的人？只见老人摇了摇头。见老人否定，朱经理立即在电话中告诉对方："我是银行工作人员，你的行为涉嫌诈骗。"对方一听，立即关掉手机。这时，老人才恍然大悟，他拉着朱经理的手说："多亏了你们，不然，我这8 000多元钱就会白白损失掉。"

2. 诈骗犯罪手法不断地演变

以老年人为诈骗对象的犯罪手法一直在不断地演变。骗子的手法林林总总，主要针对老人反应较为迟钝、容易轻信对方、封建迷信思想重，或贪心或滥发善心等弱点，骗取钱物。诈骗犯罪的手法主要以下几种。

(1)"消灾"诈骗：此类案件作案人数一般在三人以上，寻找到目标(主要以封建迷信思想较重的中老年妇女为对象)后，先由一人以偶遇问路的方式向老人打探一名"神医"或"大师"的地址，并让其带路，途中会借机渲染该"神医"或"大师"的神通。最后"神医"或"大师"出现，称老人或其家人将有"灾难"，必须用钱物"消灾"，利用事主胆小、迷信的心理将钱物诈骗到手。

(2)中奖诈骗:此类诈骗者会制造一些假的中奖拉环、中奖卡片,在冷饮店打开饮料时惊呼中奖,此时有同伙假意提出购买,并鼓动老人拨通中奖卡片上的号码证实是否中奖,此号码实为另一同伙接听,老人轻信后因贪心购买下假中奖拉环或卡片。

(3)“丢包”诈骗:此类案件一般是三人结伙作案,一人在老人的前方故意掉下一包钱或金饰,另一同伙即上前拾获,建议一起平分,并以自己没有足够现金为由,要求老人出现金,事后发现钱和首饰是假的。

(4)假文物诈骗:此类案件一般是两人以上作案,一人兜售文物(金元宝、金佛、金龟等),称为治病不得不低价出售祖传宝贝,与事主周旋,随后很快就会来几个人都表示愿意购买,此时卖主则“固执”地认为只有受害老人才是“好人”,别人给再多钱也不愿意卖。若老人犹豫不决,围观的“路人”便会怂恿其买下,并表示等老人买下后他们愿意以更高的价钱买过来。当老人真的买下后,卖主和围观的“路人”一哄而散。当然,这些“文物”全部都是假的。

(5)信息诈骗:这是近年来最常见的一种诈骗手段。犯罪嫌疑人利用打电话、发短信、互联网或邮寄信件等方式实施诈骗,内容多种多样,有的自称是某大型公司工作人员,为庆祝公司十年大庆,现开展抽奖活动,你的手机号码中了大奖,奖品现金或实物价值数万元到几十万元不等。如需领奖则要向指定账号汇运输费或税费,而一旦得到汇款他们便消失得无影无踪。还有的称你的储蓄卡在某某公司消费了多少钱,让你电话查询,而一旦打电话咨询的话,对方

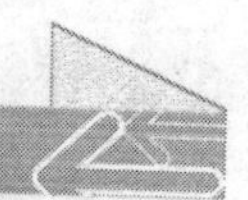

会以很多方式套出你的储蓄卡账号和密码，从而神不知鬼不觉地取走你的现金。

3. 老年人容易被骗的主要原因

(1)老年人认知退化：骗子利用老年人记忆分析能力下降的弱点，运用一些新奇概念巧作说辞，环环相扣，不给考虑的时间，致使老年人一步步落入圈套。观念陈旧，跟不上时代，容易上新兴的事物和物品的当。

(2)老年人信息落后：一些老年人生活圈子较窄，对新知识包括一些新骗术了解不够及法律意识比较淡薄，容易上当受骗。

(3)老年人安全感低：老年人由于收入较低及体力衰弱，对钱财的依赖和不安全感日益突出，迷信的人过多，容易相信迷信的东西，一心为子女，凡对子女不利的，愿为之花钱免灾容易轻信骗子。

(4)老年人碍于情面：老年人心地善良，容易被骗子的假象蒙住眼睛。一些骗子用甜言蜜语的赞美或舌尖嘴利的激将等方法，致使老年人容易瞒着子女做出不理智的决定。

(5)有一定经济能力：老年人有一定的积蓄，这也是骗子们瞄准目标下手的原因。

(6)法律知识不健全：老年人对骗子缺乏法律判别的能力。

4. 老年人防范诈骗的方法

(1)防范“消灾”诈骗方法：坚决抵制封建迷信思想，凡事多问个为什么。

(2)防范中奖诈骗方法：切莫贪小失大，不知深浅的事情不要轻易尝试。

(3)防范“丢包”诈骗方法:莫贪小利,不义之财不可得。

(4)防范假文物诈骗方法:天上不会掉馅饼,随时保持头脑清醒。

(5)防范信息诈骗方法:对号码不熟悉的手机,特别是外地手机发来的短信保持高度警惕,不要相信凭空就能中奖这样的“好事”,更要相信无论你在哪里刷卡消费,都不会收到任何的官方通知。

特别需要指出的是,预防电信诈骗,除需要依靠社会的力量外,特别需要老年人擦亮眼睛,认清诈骗分子的惯用伎俩,提高防范能力,避免上当受骗。

第一,认清电话、短信骗术主要特征。

①冒用机关、银行、通讯运营商等单位名义打电话或发短信,诈称赠送、返款、银行扣费或透支等与金钱利益有关的事件。

②大多数诈骗来电或短信号码都是陌生手机号码,或显示网络电话号码,并非机关、银行、通讯运营商等被涉及单位的真正电话或客服号码。

③不法分子通过改号软件修改来电号码,冒用银行、电信等客服号码。

④不法分子能够准确说出电话接收者的姓名、地址、保险、车牌号等个人信息,以此取得信任。

第二,应用防电信诈骗四条秘笈。

①公检法绝不会通过电话或短信办案,也不会用电话或短信通知或询问当事人。

②行政机关和金融单位绝不会设置所谓的“安全账户”,更不会通过电话或短信要求当事人转账、汇款。

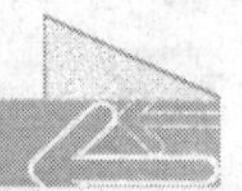

③对打电话、发短信的陌生人，绝不透露自己身份证号、银行账号等信息，不要转账汇款，也不要按指示到ATM机上“查账”。

④若接到陌生电话，即使对方如实说出你的任何个人信息，也不要响应是对还是错；若受到恐吓或有疑问，请拨打110。

以上罗列的是几种最常见的诈骗手法，还有很多骗术层出不穷，花样翻新，但是“莫贪小便宜”“天上不会掉馅饼”等警语，仍是最有效的防骗格言。只要老年人增强防骗意识，坚决不贪意外之财，再“精明”的骗子也无法得逞。

十、减轻依赖心理重建老人自信心

老人又有“老小孩”之称，就是老了之后表现得跟小孩一样，依赖性比较强。老年人由于年迈体弱，确实需要家人照料，这是众所周知的。依靠家庭、亲人、社会的关心，来实施对老年人晚年的照顾，这是对老年人的爱护，也是我国社会的优良传统。但是，老年人出现的依赖心理与家人对他的关心照料是两回事。依赖心理是一种消极和缺乏自信心的表现，对健康是不利的。

1. 老年人出现依赖心理的原因

依赖心理是一种消极心理。对于老年人来讲容易出现依赖心理的原因是由于衰老，机体的功能减退，活动能力受到限制，应激反应变差所造成的。一旦生活上、家庭中遇到困难，对未来失去信心，便会感到生活乏味，缺乏安全感。本来把生活、养老、健康的希望寄托给家庭、社会和医疗，一旦失去各方面的支持，精神便受到打击，会变得情绪消沉，健康状况每况愈下，有的由于这种依赖心理的破坏而发生忧郁症等精神障碍。

另一个原因就是老了，退休了，不像之前工作的时候生活得那么忙碌而充实了。老人大多面临着离退休后经济能力萎缩、社会地位降低，随之降低的是自信心、安全感、控制感。这都给老人一个明显的心理暗示：我老了。有了这个心理背景，有些老人自然就更多地依赖身边的亲人，需要更多的陪伴、赡养。同时，自信心的降低，让他们更可能封闭自己，在生活上依赖亲人，不敢锻炼身体、不敢走出去与人交往，这又导致身体和心理功能都更快"生锈"，如此恶性循环。

2. 老年人依赖心理易致人衰老

老年人的依赖心理主要表现为对自己能干的事也不愿去做，过度依赖别人的照顾，时常以种种不适引起别人关注，希望得到他人的重视，受尊敬。行为表现幼稚，导致生活能力退化。老年人的情感和意志过程因社会地位、生活环境、文化素质的不同而存在较大差异。

美国哈佛大学老年问题研究专家的调查表明：部分老年人出现的这种依赖心理是一种回归心理，从自立走向依赖，从自强走向软弱，依赖心理出现越早，衰老也越快，从而影响健康和寿命。依赖心理的主要特征是对未来失去信心，把生活和健康的希望寄托于家人、社会，甚至药物。缺乏安全感，全身功能处于抑制状态，各脏器功能不断降低，应急能力下降，行动迟缓，精神呆滞，忧郁自卑。一旦失去依靠，精神支柱倒塌，健康状况就每况愈下。

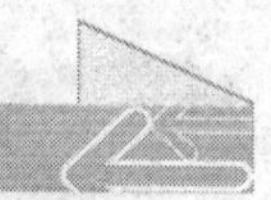

德国一位精神病专家对100多名老年人进行调查发现，依赖性强的人易患心肌梗死、脑卒中及癌症，其患病的可能性比能够自主生活、神经健康的人要增加2～3倍。

3. 帮助老人重建自信心

老人的依赖性避免不了，但是可以减轻。

首先，认知实验发现，老人除了动作和大脑的反应速度逊于年轻人，在处理生活问题的成绩接近，甚至优于年轻人。衰老其实是一个缓慢的过程，只要没有较大的疾病，80岁之前是完全可以自理的。所以，老年朋友不需要觉得自己老了，就诸事不宜了。就像许多卓越的老科学家、老专家，都是因为勤于动脑、活动，所以才越老越精神的。

其次，子女一定要帮父母制订“幸福晚年”计划，包括鼓励他们发展多种兴趣，并安排他们实现未竟的梦想，去做最想要做的事情、去最想去的地方、买最想买的礼物、交最想要结交的好友。老年人也要建立自己的生活圈子，学会自己找乐子，这样就不会总是过分牵挂子女，依赖子女的照料了。

另外，子女要用力所能及的时间多陪老人散散心，出去走走，聊聊天，这样可以最大限度地避免老人的依赖性。子女要从精神上了解老人的需要，经常电话关心老人，和老人一起吃饭、开心，都可以使老年人避免依赖性。

有的老年人虽然年老多病需要别人照顾，但却有自强、自信、自尊、自立的思想，有依靠自己力量的信心，在家庭、社会的支持和关心下，克服健康带来的困难，克服年老带来的不便，仍然发出光和热，有这种心态的老年人才能长寿。

(1)老年人要积极地保持心理平衡

①正视现实。在人生的道路上有幸福也有不幸，地球

上有天灾与人祸,"世界不公平,人生不平等,社会不圆满",这就是现实,而我们都是平凡之人,不是造世英雄可以改变天下,人也不可能战胜天,我们只能面对现实,改变自己去适应我们所在的环境。

②明鉴自我,自我完善。人要有自知之明,人不可自私,但要自尊、自爱、自立、自强,还要自明,要正视自己的优缺点,明了自己在家庭和社会中所担当的角色和所处的地位,要善待自己,也要能战胜自己。

③热爱生活。热爱生命,热爱大自然,热爱艺术,爱劳动,爱学习,珍惜时光,珍惜幸福,知足常乐,助人为乐,不论处境如何都要保持积极向上的精神。人老了应该心宽些,话少些,吃淡些,活得潇洒些。

(2)老年人要学会主动性的生活:要适当、合理地安排时间,多做一些有益的工作。

①不要勉强已成家的子女与自己生活在一起。这样可以促使自己去做力所能及的事情,有利于合理调节饮食,并可以减少家庭不和睦带来的苦恼。

②生活内容要丰富,养成看书看报的习惯,可以保证自己思想跟上时代的变化,并适当参加体育锻炼,也可以参加一些社会性活动。只要自己与整个社会联系在一起,生活就会充满信心和活力,晚年生活就会更加幸福。

③保持乐观情绪。要对生活充满信心,尽量做到心胸开阔,情绪乐观,发挥自己在知识、经验、技能、智力及特长上的优势,寻找新的生活乐趣。

④加强人际交流。老年人要经常和好友聊天谈心,交流思想感情,在集体活动和人际交往中汲取生活营养,使自

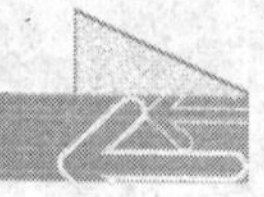

己心情舒畅、生活愉快。

十一、老年人勤于学习"智者寿"

"智者寿"。"智",就是勤于学习,科学用脑,尤其要善于用科学的知识指导养生保健。老年人步入第二人生,最主要的心理准备就是重新学习,丰富精神生活,延缓大脑衰老。

1. 重新学习延缓大脑衰老

心理健康不像身体健康,它是一个很复杂的情志过程,不可以依靠药物来改变状态。老年人要保持心理健康,必须坚持自我修炼,自我充实,自我提高,自我发展。为此,要勤于学习。

"树老怕空,人老怕松",要"活到老,学到老"。进入老年需要学习的东西很多,如老年自我保健,老年社会学、老年心理学、家政学等。同时还要了解国内外大事,了解社会变更,学习新知识,更新观念,紧跟时代的步伐。

(1)不断充电不落后:退休了,还要不断学习,不断用新的知识充实自己,强化自己的内在素质,以奠定心理健康的基础。不断提高文化素养,对事理易于明白,能够分析许多事情,不会老糊涂,轻易不会被假像所迷惑,较易控制自己的情绪。防止老年人心理老化、空虚和无聊、保持一颗好奇心、积极、向上的心理。

(2)活到老学到老:老人也能继续再学习,再成长,以及改善性格,以有效地适应日常生活和面对各种可能的生活逆境或压力。周总理也提出要活到老,学到老,改造到老,这是老人的一剂良药。老年人学习不单纯是为了学习新知识,更重要的是通过这种方式,使自己不感到寂寞。

(3)培养广泛兴趣、做些有益的事:老年人应当培养广泛兴趣,使人感到生活的精彩。做一些有益的工作,不要终日无所事事,无所事事催人老。所以有人建议,在退休前就应培养一些业余爱好,为退休做些准备,毕竟退休是人生的一大转折。有一些人就是因为不能适应这一转折,而快速离开了这个世界。所以,大思想家罗素尚言人生的主要问题是如何度过如此漫长的岁月。

(4)从报刊电视学习:每天读报纸杂志,打开电视看国内外新闻,不少老年人一天不读报纸,不看新闻就觉得闷得慌。通过学习,使自己的政治思想素质、科学知识不断地提高,党的政策跟得紧,国内国际大事都知道。同时还要了解社会变更,学习新知识,更新观念,紧跟时代的步伐。

(5)学计算机上网冲浪:更新自己的专业知识和技能,学一些具有新时代特征的技术,如计算机、上网等。“网上的世界真精彩”,因特网上有很多值得老年人惊喜的东西。

据了解,我国老年人上网的人比较少,尤其是七八十岁的老人更少,80 岁以上的老人上网简直是凤毛麟角。究其原因,我看是老年人还没认识到上网的好处,再一个就是他们认为计算机属高科技难学,还有一个就是钱的问题,一台计算机 4 000 多元,也是一笔大的开销。

其实,老年人上网好处很多:

①写写博文玩玩游戏,既动手又动脑不得老年痴呆症。我们单位和我同年龄段的有几个老人就知道看电视,也知道锻炼身体,但不爱用脑,慢慢地脑萎缩痴呆,出门都找不

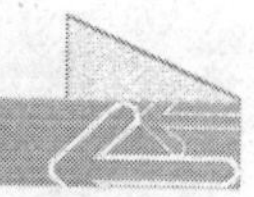

着家了。我和网友们交流经验,共同的体会就是老年人上计算机绝不会得痴呆症,我们共同的经验是老年人上网,脑子反应更快、更灵活。

②体现了老有所学,老有所乐。上计算机,不上不知道,上了就离不了。你想学的上至天文,下至地理,国际、国内的、爱听的各种戏曲、相声、爱看的小品,鼠标就那么一点,您就学习了,看见啦!那可真是秀才不出门全知天下事。老年人玩游戏也是乐趣,网上打扑克、下棋、打麻将、下跳棋、养鱼、养花、打球一应俱全。

③广交朋友。有好友、有至交,还可以 QQ 交友聊天。闷得慌了就聊聊,不想聊了就拜拜。开个微博更有意思,那就不叫朋友了就是粉丝了,发微博简单明了,还可以写私信。QQ 就更有意思了,有信箱、有空间。朋友可以遍天下,视频聊天面对面又不花钱,你的儿女远在天边就是在国外,鼠标一点就见面了,你说多好呀!

2. 保持脑力和体力的对立统一

生命在于运动,更在于脑运动。科学研究表明,人的体力活动能力一般到 40 岁后即行下降,然而脑力活动能力却要到 50 岁后才达到顶峰。老年人的脑力减退大大迟于体力。当然,人的脑力与体力是一种“对立统一体”,既相互区别又相互渗透,矛盾的主导方面在大脑。人的视觉、听觉和双足的退行性变化,只是大脑某一部分衰退的一种体现,人体有 50%的病症是由大脑引起的。许多人只看重躯体衰老,其实大脑的衰老比躯体衰老更可怕。老年人在保健养生中始终坚持“四勤一懒”,就能达到延年益寿,人老而体健。

(1)勤动脑:适宜地动脑,脑细胞会更发达,脑力更强,寿命也更长；反之，懒于动脑，脑子会发生退行性变化。用脑，从某种意义上来说，等于老年人精神上的长跑。多读书、多看报，不仅使老年人了解更多的国家大事和获得更丰富的知识，而且能陶冶情操，使生活过得更加充实，并对未来产生新的期望。有位日本科学家用超声波测量不同生活方式的老年人的大脑，发现平时勤于用脑的人，脑血管经常处于舒展状态，脑神经细胞得到良好的保养，从而使大脑不会过早衰老。

(2)勤动嘴：嘴是脑的近邻，它的一举一动都会牵涉到脑。平素多说笑、多咀嚼，都会对大脑产生积极的影响。老年人应广交朋友，多说话，多谈心，也可以在空闲时，多给儿孙们讲讲故事，说说笑话，这种勤用语言功能的“大脑体操”，能使大脑思维更加灵活。多咀嚼，同样可防止大脑退化，增强记忆力，促进脑部血液循环，而且还能刺激唾液分泌。人的唾液一直被养生界称之为“生命之水”，它不仅含有多种溶菌酶，能有效地防治口腔局部的感染，还含有能延缓机体衰老的“腮腺素”。

(3)勤动手：人的一双手，是人体中最为灵活的器官，也是人体各器官中用得最多的。在大脑皮质的运动区，管手指运动的区域远远大于其他器官运动的区域。人的双手通过神经末梢与大脑有着极其密切的联系，运动或者刺激双手，就能通过手脑反射，活化大脑功能。此外，手部还有一些反射区，刺激它们可以达到防病治病的目的，如拇指的根部，医学上称之为“大鱼际”，是治疗上呼吸道疾病的有效部位，经常合掌搓擦，对改善上呼吸道的生理功能及新陈代谢颇有效果。经常活动手指，可以刺激脑神经，防止脑退化，

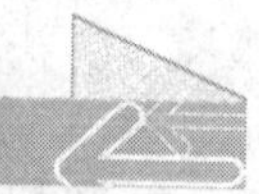

如弹奏乐器、打扑克牌、学绘画、练书法、写文章、打毛衣、转动“健身球”等，都会使大脑反应更加灵敏。

(4)勤动腿：俗话说：“人老腿先老。”的确，四肢肌肉、关节的功能是否强健，是衡量一个老年人是否健康的首要标志。多让腿部肌肉、关节得到锻炼，不仅可以防止腿部的衰老，还可增强人体新陈代谢，加速血液循环，强化呼吸道功能，扩大肺活量，使心脏跳动有力，肠胃蠕动加快，脑子反应灵敏，不易患心脑血管方面的疾病。此外，“脚为心之泵”，勤洗脚，搓脚心，可刺激“涌泉穴”与脚底神经，以调节情绪，活跃思维。要使大脑灵敏不衰老，经常参加锻炼更为重要，如散步、慢跑、打太极拳、做健身操、跳交谊舞等，不但能改善血液循环，使人精神愉悦，而且会使大脑得到更充足的供血，促进大脑的正常思维活动和记忆功能，这对于防止脑功能衰退很有益处。

一懒就是要“懒于计较”。所谓懒于计较，就是要保持“难得糊涂”的心态。老年人在离休、退休之后，要保持一种“淡泊名利”“宽容豁达”的心态。在家中，要尊重子女们的意愿，不搞大包大揽，不要家长作风，不要凡事看不惯，更不宜斤斤计较，患得患失。这样，才能使自己对外界环境或事物始终保持“独立守神”的状态，从而达到“净心宁神”的养生效果。

3. 学习用科学的知识指导养生保健

对老年人来说，生活的目标不是名誉地位，而是开心顺意、健康长寿。就一个家庭来说，生活的目标不是金钱物质，而是和睦融洽、平安快乐。尤其要善于用科学的知识指导养生保健。

当前急需学习的内容,概括起来有以下三个方面。

第一,要学会科学饮食。要做到膳食平衡,合理营养,清淡少盐、少糖、少油脂。食物多样化,多粗粮、多蔬菜、多水果。限量饮酒,要切忌暴饮暴食,贪吃偏食,长期大鱼大肉,常吃垃圾食品。要改掉吸烟、酗酒等不良嗜好。

第二,要学会科学养生。老年人应该正视心理变异,抽时间多学一些自我保健的常识,弄清楚发生心理变异的生理原因及其主要表现,一旦发现自己有了心理变异的某些苗头,要及时地进行自我克制和自我纠正。

做到科学养生,首要的事情就是有个乐观的思想;其次是在处事上能够"和为贵";再次是要节食,每餐要吃八分饱。还要做到不偏食;最后是身心锻炼、动静结合,宜动则动,宜静则静,活动适度。

第三,要有个平和心态。生活中有许多不如意事情,世间还会有许多不公平。尤其是在退休金的待遇上,企事业单位差别较大,不攀不比,做到知足者常乐。要心胸宽广,这样才能够做到身心健康。

学习也是一种乐趣,使我们晚年的生活质量更高,生活更加充实,度过一个健康的晚年。

十二、老年人动手又动脚"动者寿"

"生命在于运动"。实践证明,运动不仅延缓衰老,生物学家的研究已经证明人的机体"用进废退",古人也早就提出"不动则衰"。日本一位研究老人问题的专家指出"君欲延年寿,动中度晚年"。因此,老年人要注意加强身体的适

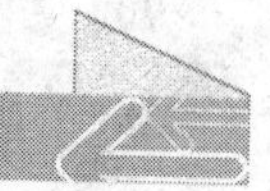

度锻炼，循序渐进，持之以恒。俗话说，“饭后百步走，活到九十九”，就是这个道理。实践证明，老年人动手又动脚“动者寿”。

1. 老年人参加各种活动延缓衰老

老年人参加各种活动能增强自己的体质，克服或延缓增龄所带来的各器官功能的衰退。当然，活动也不能像年轻人那样进行剧烈的活动，而是根据自己的体质和兴趣，有选择地、有规律地进行活动。

这里的活动，指的是广义的活动，包括家务劳动、生产劳动、体育锻炼、脑力劳动，以及钓鱼、养花、听戏等各种娱乐活动。

适量的家务劳动，不但可以活络筋骨，保持人体的代谢平衡促进身心健康，而且通过劳动换来全家生活的舒适，也是一种心理上的慰藉，可以避免孤独感，促使情绪乐观。

积极参加劳动实践，可保持与现实的联系，争取多做一些自己力所能及的事，以促进个体的全面发展和充分显示自我存在的社会价值。

体育锻炼可增强消化吸收，增加全身各个器官的血液供应，促进新陈代谢。体育锻炼有助于缓解脑力劳动带来的疲劳，能锻炼神经系统对疲劳的耐受能力。增进大脑兴奋与抑制过程的转化能力，从而加强神经系统的稳定性，提高反应性和灵活性，使人精力充沛，思维敏捷，情绪乐观稳定。

运动不仅指的是体力运动，也指的是脑力运动。跑步、打球、爬山、太极拳等是体力运动；下棋、看书、打牌、种花草、练书法、听音乐等则是脑力运动。适当进行脑力运动能延缓大脑功能的衰退，能有效地延缓记忆力、思维能力和精力等高级心理功能的减退，可调节老年人的生活情趣，使其保持愉快的心境。在浓郁的艺术氛围中修身养性，保持身心健康。脑力劳动和体力劳动适当交替，对于保持神经活动的平衡与健康甚为重要。

2. 老年人动手又动脑的"四多"法

(1)多动手：运动使心血管更具有弹性，还会使大脑释放内啡肽等有益的活性物质，促进人的思想和智力发挥。特别是运动手指更有利，因为手和手指的运动，能使大脑得到良性刺激。写字、画画、敲击键盘、编织等手工操作都很有益于大脑，对延缓衰老功不可没。多动手的老年人，活力充足，不会出现尿频尿急等疾病。

(2)多交流谈心：离退休老人不再有工作打扰，远离了应酬。有些人一下子难以适应退休生活，总感到空虚无聊、无所适从。为了避免孤独，要走出家门，创造条件多与人交流，说新闻，谈形势，聊发展，看未来。不能老是离群寡居，应多交笔友、球友、棋友、书友、舞友、戏友等，特别是单身老人更不能"深居闺中"，要拾起自己年轻时来不及发展的兴趣和爱好，与有相同爱好的朋友切磋交流，使自己的退休生活丰富多彩。

(3)多走路：许多古稀老人经常出书、办讲座、参加各种社会活动。他们能保持旺盛精力的秘诀是：心态平和，粗茶淡饭，加上每天走路。脚是人的重要器官，不可忽视。"火从头上起，寒从足下生"，冬天多行走，有利于产生热量，促进血液循环。跳舞也是一种很好的足疗方法，在音乐伴奏之下与朋友翩翩起舞，不像散步那样单调，可欣赏音乐、陶

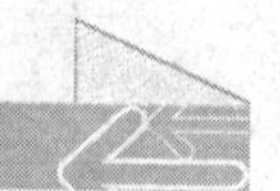

冶情操，更有利于身心健康。

(4)多动脑："大脑乃生命活动之中枢"，五脏六腑的功能及肢体活动都由大脑控制，只有大脑健康，长寿才有可能实现。人的大脑约有140亿个脑神经细胞，成年以后不断衰减。日本有人对210名各种年龄段人的脑组织进行X线断层摄像后发现，40岁以下的人脑组织基本没有什么变化；40岁以后，人的脑组织开始缩小，空隙部分日益增大，懒于用脑的人比勤于用脑的人萎缩要快。

读书学习是一种全身性的活动，眼、耳、口、脑、手并用，最有益于身心健康，能增强大脑的新陈代谢活动，提高大脑皮质的兴奋性，有利于启动脑细胞。正所谓脑越用越灵，能有效地防止脑细胞的衰老。

3. 老年人动手动脚应有的放矢

(1)负重训练益心脏：包括走路、跳舞、慢跑、爬楼梯、健身操、跑步等。这些训练有益于心脏健康和骨骼力量，能减少骨折风险。建议每周锻炼至少150分钟，可以分3～5天来做。每次持续20～60分钟或一次10分钟，一天2～3次。锻炼强度以有些气喘吁吁，但是仍然可以讲话为度。

(2)力量训练健肌肉：哑铃、器械或者对抗身体重量等都是力量训练。这些训练有助于提高肌肉和骨骼强度，并且优化姿态。建议每周做3～5天，每次2～3组，每组重复动作8～12次。注意要包含主要肌肉群。力量训练特别要注意控制好强度。如果你能一次轻松地做12次以上，那么重量太轻了；如果每次做不了8次，则重量太重了。

(3)平衡训练防摔跤：太极、瑜伽，或其他挑战平衡的运动都属于平衡运动。它们的主要益处是提高移动性和平衡力，减少摔跤和骨折的风险。建议每周2～3天进行平衡训练，总共120分钟，为节省时间可以把力量训练和平衡训练整合在一起来做。锻炼强度：初学者可以做静态运动（站在一个点上保持住一种姿势），锻炼一阶段，可以做动态运动，在移动中挑战平衡，这个时候或许需要教练的指导。

(4)姿态训练护脊柱：姿态训练能帮助老人保护脊柱，减小脊柱压力，降低摔跤和骨折，特别是脊椎骨折的风险。姿态训练应该贯穿在每日生活中，坐、立、行都要注意保持良好姿势。可以先利用镜子来练习。

(5)常做"轻运动"添兴味：上下楼梯是大众都比较适合的健身方式。根据个人体力，尽量加速上、下楼步伐，使全身得到功能性锻炼。在热天、雨天，楼道也能成为很好的锻炼场所。

在周末假期，全家人可以去郊游、逛公园，不仅增添生活乐趣、舒畅心情，还可以使机体器官得到锻炼。

爬山登高，也是一种健康的运动方式。如果您的住处附近有山丘，无论斜坡上、下山，还是拾级而上，都会是一种兴味盎然的锻炼。

但一些运动需要注意时间和方式。游泳宜安排在早晨6时、下午5时、晚8时三个时段。每次游泳不要超过2小时，每周可以游2～5次。早晨水温较低，入水前要充分用冷水擦身，使身体适应冷水的刺激，防止抽筋等意外发生。很多人喜欢在夜晚游泳，但最好不要超过晚上10时，否则会造成神经过度兴奋而失眠。

散步速度要慢，一般多在晚饭后进行，这样有助于消化、吸收与睡眠。循序渐进的步行走路，要选择适当运动

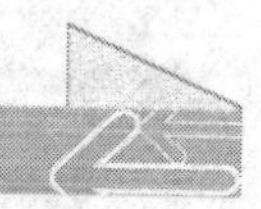

量,以不感到疲劳为宜,且做到坚持不懈。

十三、老年人乐观向上"乐者寿"

"乐",就是保持乐观情绪,保持好奇心,时刻保持积极向上的心理状态。可以概括为三句话,即"正视现实,接受挑战;乐观豁达,安享晚年;适应今天,迎接明天"。这就是说,只要每个人都能乐观豁达,与时俱进,保持积极向上的人生态度,那么其生活质量和人生价值将具有更大的社会意义。清代著名画家高相轩曾总结有"十乐养生延寿法":①耕耘之乐。②把扫之乐。③教子之乐。④知足之乐。⑤安居之乐。⑥畅谈之乐。⑦漫步之乐。⑧沐浴之乐。⑨高卧之乐。⑩曝背之乐。可谓"乐者寿"之集大成者,当代老年人应当效法学习。

(一)老年人要自修快乐宝典

马克思曾经说过一句名言:"一种美好的心情,比十副良药更能解决生理的疲惫和痛苦。"快乐与豁达是一种宝贵的资源,不仅要会享用,更要善于发掘。

古人说,"忧则伤身,乐则长寿"。可见老年人应该常使自己保持愉快,乐观向上"乐者寿"。其主要内容就是要乐天知命,自得其乐,知足常乐。

1. 乐天知命

我国古代很讲究养生学,其中重要的一条就是乐天知命。知命也就是了解世界上事物发展的规律,乐天就是乐观地对待事物的发展。老年人应乐观对待自然现象中的规律。如正确认识“生老病死”，这是一条自然规律，无论谁都无法抗拒。人总是免不了要生病、要衰老、要死亡的。

老年人要客观地对待和了解事物发展规律。特别在社会体制改变，新旧体制交替过程中，老年人的经济及社会地位发生的变化，使一些老人产生心理不平衡，滋生苦恼、不安和抑郁情绪，从而影响健康。所以，老年人不能将期望超过现实，而要面对现实、迎接现实、研究现实，采取主动的行动去适应新的变化。

2. 知足常乐

知足常乐是一条较适合老年人的生活哲学。知足常乐主要是指心平气和地应付出现的各种困境，既不盲目乐观，也不自寻烦恼。具体地讲，知足常乐就是要求老年人能宽容、体谅；能自我安慰、自我调节。世界上没有十全十美的事，不要有过高的奢望和要求；也不要过分自责、自卑。

知足常乐能使老年人在任何环境下都保持乐观情绪，避免因事情不顺利而可能引起的种种烦恼。

3. 自得其乐

古今中外，世界上都一样，风水轮流转，人有悲欢离合，月有阴晴圆缺，都说人世间“三十年河东，三十年河西”。现在变了，改成了“十年河东，十年河西”；最近又变了，改成了“三年河东，三年河西”，因为这个世界变化快，还没弄明白，它又变了。

古人说：“祸兮福之所依，福兮祸之所伏。”没有一个人永远走运，没有一个人永远倒霉。巴尔扎克讲过：“苦难是生活最好的老师。”你现在倒霉，即便是下岗了，但意味着光明就在前面，所以你要自得其乐，正确对待自己。李白都说

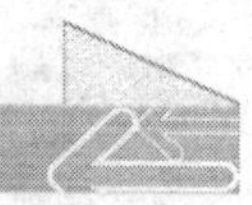

了:“天生我材必有用。”当年“插队”造就了多少人呀!我们现在的儿童太幸福了,但有缺点,最大缺点是没有经历过磨难,将来必须补上这一课。如果没有经过磨难,这个孩子不知道什么叫幸福。他认为一切都是应该的,还不够幸福,还觉得难受。

经过磨难,他就会觉得能喝点水、喝点可乐都幸福,会觉得爸妈太好了。没有经历过磨难,他觉得这个不好吃,那个不好吃,对爸妈也不孝顺。一旦离开家庭,什么叫家庭,什么叫母爱父爱,他全体会到了。天天守着,反而不行,想要成长,必经磨难,这是人生的必修课,不然很多道理他体会不到。我们讲心理平衡,上岁数的容易掌握,年轻人不行,为什么?上岁数的人经历了一些磨难,经过了一些坎坷,容易体会。这些道理,人不到一定岁数是悟不出来的。

此外,老年人自己去寻找乐趣,追求自我快乐是一种十分有益健康的自我保健方法。可以从自己的爱好和兴趣出发,如艺术欣赏、听音乐、跳舞、书法、旅游、写作。参加各种业余活动不仅可以消除孤独感,还可以提高情趣、活跃思想、养性颐情、锻炼身体、增长知识,使自己沉浸在乐而忘忧之中。

(二)老年人快乐在于有所作为

有研究指出,人们在玩笑和娱乐中有快乐感,朋友的聚会或家人的团聚可以得到快乐以调剂生活。其实,真正的快乐是在人从事有建设性、有意义的活动中,在取得成绩,增强了信心,获得自我满足时产生的。

1. 参加有意义的社会活动

人的情绪和社会相关联。一个人参加了有意义的社会活动，或为社会、为他人做出了某些贡献，他就会获得满足、荣誉感，感到生活充实，就会有积极、振奋的精神。如果不能满足人类的需要和个人的需求，就会产生消极的情绪。个人的需要是随着年龄的增长而变化的。一般来说，青年人重理想，中年人重事业，老年人重社会的尊重，即社会和家人对他的一生成就的承认。因此，老人要得到真正的快乐，就要参与社会或从事一些力所能及的有益的活动。

2. 助人是人生最大的快乐

助人是人生最大的快乐，因为帮助人的过程可净化自己的灵魂，升华人格。“爱人者人恒爱之，敬人者人恒敬之。”我管的病房里经常住着一些大款，我经常劝他们，你们有钱不要吃喝嫖赌，得了艾滋病，还没有药治，死得更快，你有钱赶紧捐给希望工程。你把钱给老少边穷地区，支持开发大西北，他高兴，你高兴，全社会都好，所以春风得意时要助人为乐，千万不要忘乎所以。有人说：“我可助不了人，我没钱，怎么助人？唉，你看谁谁比我更有钱，谁谁比我地位高。”我说：“你可别这么比，这么比会气死人。他钱比你多，可是他风险比你大，他地位比你高，他压力比你大，事情总是一分为二的。”

（三）老年人要保持快乐心情

老年人生活中不能少了快乐，但快乐要靠自己。老年人要使自己快乐，必须心胸开阔，以现实的眼光看待一切；不封闭自己，正确评价自己，能自知、自信、知足；顺应自然，自己能力达不到的事不去强求。用积极健康的心态面对生活，在生活中保持有助于快乐心情的好习惯。

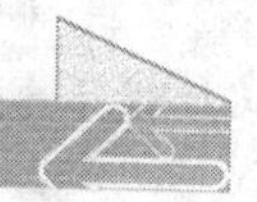

1. 不成为孩子的负担

为人父母时，老人是孩子的依赖对象，为他们上学、安全和健康等操心，给予他们支持。如今退休了，希望避免角色转换，不要成为孩子们忙碌生活的负担。

2. 拥有快乐老伴

一起历经多年风雨，老夫老妻欢笑依旧。夫妻感情更加成熟固化。有快乐老伴的陪伴和支持，能够更好地应对生活中不可避免的变化。

3. 常给朋友打电话

与朋友保持长期的友谊，对维持快乐心情和身体健康大有好处。仅仅通过打电话与朋友聊天就让血压降低也不是什么奇怪的事。此外，每周至少参加一次社交活动的人，思维会更敏锐，并有预防心脏病的作用。

4. 保持忙碌与休闲平衡

几乎没有人会满足于完全无所事事的老年生活。随着忙碌工作生涯的结束，退休后的最初几个月或头一年可能会让你感到能好好地喘口气。但是，接下来的若干年中，如果只是休闲，则会让人感到无聊乏味。最好能在各种活动与休闲放松之间保持平衡。老人做事放慢节奏是自然现象，但运动不能放弃。坚持每天适量运动，不仅有助于健康，还能开阔心胸，放松心情。

5. 多做好事

帮助他人等有意义的事情会带给老人强烈的成就感。它可以是邻里之间简单的帮忙，也可是义工之类的志愿者活动。研究显示，一天做 5 件好事能使人变得幸福和安宁。当然，做善事不必事先计划，一些举手之劳和微不足道的小事就会让你感到意外的回报。如果你很难每天做足 5 件好事也不必烦恼,做到本性善良就有收获。

6. 回忆往事

衰老最残酷的结果之一是记忆衰退。对一生中最精彩时光的记忆可能变得模糊。一些人有幸拥有敏锐的头脑,能回忆起往事的细枝末节。

每周抽出一些时间,写下或录下,甚至是只在心里回忆过去的重大事件。可以就不同的时间段来撰写你的人生史:大学时代、新婚之始、职业生涯、初为人母(父),写下每个人生阶段的胜利、失误,以及对未来的教训。回忆不好的时光与回顾美好时光一样有用。因为很多事情只有在若干年之后,你才能发现,那次"损失"为你开启了另一扇门,并最终解开心结。

7. 经济独立

理想的退休生活是能保持独立性,相对安全地在家颐养天年,有足够的钱支付账单,能维持较高质量的晚年生活。

8. 做个好爷爷好奶奶

当上爷爷或奶奶后,儿孙绕膝共享天伦,无疑是人生一大乐事。偶尔遇到麻烦时,老人可以打电话给孩子父母求援。但是老人的工作就是娇宠、爱护令人高兴的小人们,让他们快乐幸福。成为好爷爷好奶奶的条件是:一些爱和关注,一点耐心和幽默感。

9. 做事有计划

无论是想探索从未涉足的领域,还是只想过悠闲的退休生活,最好想象一下"何种生活能带来最大快乐""什么活动,什么爱好会让日子更充实""选择谁和自己一起活动"等。

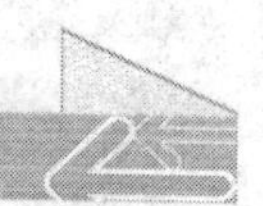

10. 分享爱

好友、家庭成员甚至宠物，无不需要爱。对很多人而言，给予爱比接受爱更令人快乐。

十四、老年人常持平常心“仁者寿”

人们常说“心底无私天地宽”“善有善报，恶有恶报”，就是说，对人宽厚、帮助别人，不仅有益于别人，也有利于自身。美国心理学家研究表明，同情与帮助他人，也有利于自身的心理健康。“仁者寿”为无数长寿老人的实践所证实。有位年逾九旬但身体颇健的老医生说：“我不可能无私，但以‘少私’两字为座右铭，‘少私’好处很多，可以开心，可以使心胸宽旷。名利淡泊了，与人少争了，就能心平气和、身心健康。我有今日之健，也许是对人宽厚，时时处处为他人着想专心工作的缘故。”

（一）没有平常心就心里不平静

“情绪乐观，意志坚定；生活有序，作息有常；一日三餐，定时定量；锻炼身体，坚持经常”，这是周恩来总理的健康观。

在日常生活中，经常会有一些变故，如丧偶、丧子、下岗等，这些往往会给人带来强烈的精神创伤，特别是中老年人，更容易出现应激性胃溃疡、胃出血、心绞痛、心肌梗死等疾病，甚至猝死的例子也屡见不鲜。还有的人心理失衡而发生精神分裂症，甚至自杀。这些人往往是心理承受能力比较弱，很难调整自身的情绪。尤其是老人常常感到孤单寂寞，更容易导致很多疾病突然发作。

除了遭遇变故外，还有很多老年人生活得样样好，什么都不缺，却常常因为子女一句无心的话或者一个无意识的动作而“生闷气”。有跟孩子抢电视看生气的，有因为孩子买了吃的没有先让自己吃而生气的，还有为了孩子在单位没有得到领导重用而生气的，或买东西不满服务态度生气的……这些都是生活中琐碎的小事，说起来不值得一提，可是往往就是这些“琐碎的小事情”让我们这些不知道经历过多少风雨的老年人愁眉不展。

因此，积极地调节心理平衡，经常保持心态平静，是获取健康的重要环节。

(二)老人心理健康需持平常心

1. 平常心是“生命的指挥棒”

现代医学研究表明：人的活动和人体的生理功能之间存在着内在联系。良好的情绪可以使生理处于最佳状态，反之则会降低或破坏某种功能，引发各种疾病。难怪有的生理学家把情绪称为“生命的指挥棒”“健康的寒暑表”。许多医学专家认为，良好的情绪本身就是疾病的良医，人体85％的疾病可以自我控制，只要心情愉快，神经松弛。余下的15％也不全靠医生，病人的情绪和精神状态是个不可忽视的重要因素。

2. 平常心让老人不会过早地产生衰老感

应把离退休看成是调换一个更适合自己健康状况的岗位，不要有任何离岗的想法，更不要有迟暮之感，应老当益壮，人老心不老。有人曾风趣地说过，旧社会“70古来稀”，现在却是“90多来稀，80不稀奇，70小弟弟”。老人只要注

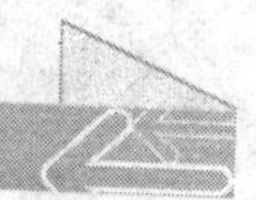

意锻炼身体，保持健康，对生活中的挫折能妥善处理，生活起居不依赖他人、自己动手，不倚老卖老，就可推迟产生衰老感。

老年人要把思想从沉默等待、孤独乏味中解放出来。努力地充实自己的生活，广泛地丰富生活的兴趣，积极地去寻找快乐的幸福，勇敢地到社会中去，到朋友中去，以自己独特的方式去生活，使自己青春永葆。

3. 平常心让老人以最大的热情拥抱生活

长寿老人往往都能做到胸怀开朗，处事热情，善解人意，他们与世无争，感到自己生活很充实、满足。树立积极的生活观念，以最大的热情拥抱生活。一位心理学家说过："感觉是一种主观的东西，而生活就是一种感觉，只要你热情、积极、乐观、进取，你的生活将充满阳光。"

但是，在生活中有的老年人看上去精神萎靡，老态龙钟，与"老顽童"形成一个鲜明的对照。这类人首先从心理上自认衰老了，影响了自己的精神状态。所以，老年人要树立一个新的观念：即人总是要老的，这是不可违背的自然规律，但人可以延缓自己衰老的速度，可以健康愉快地度过晚年。老年期确是人生的最后一站，在这一站到来之际，老年人应该继续迎接新的生活挑战，而不是用等待的态度对待这最后一站。

（三）老年人应该保持一个好心情

1. 积极的生活态度

老年人要时刻保持一个积极的生活态度，要对生活充满热情，不要有"老了，没用了"的想法。老年人身体衰老是一种自然现象，全身心投入生活，发挥余热才是最明智的选择。

人到晚年，常怀一颗欢喜心，使好的心情与自己结伴而行，是完全可以做到的。因为情绪是主观对客观的一种感受和体验，是可以自己支配的。调节好自己的情绪，以积极的心态对待生活，使自己进入洒脱通达的境界，就掌握了生命的主动权，就能感受和体会到生命和生活中的无穷乐趣，这也就意味着健康长寿。

老年人要加强性格修养，要培养心胸宽阔的境地，要有自我控制能力，要有涵养，尽量体谅别人，不要苛求别人，要尊重别人而不斤斤斤计较，主动建立良好的人际关系。心宽量大，使自己始终处于良好的心理环境之中。

2. 不要期望过高

老年人要时刻保持一颗平常心，心净如水，不要期望过高，更不要做非分之想。如果事情没有按照预先的期望去发展，也不要太过失望和激动，理性地分析和客观地处理是挽回的最佳方法。人云："高位不如高薪，高薪不如高兴。"是现代人明白了健康长寿之重要的一种流行说法。调查研究表明，过分看重职务、收入、面子、荣誉，是缩短寿命的直接因素。医学指出要"净心"，做到心静如水，就是要清除心中忧虑、苦闷、紧张、恐惧、悲愤等烦心的杂念。让心态始终乐观，向上，豁达，开朗，幽默。

3. 学会赞美自己肯定他人

老年人要学会赞美自己，也要学会适当地肯定他人。所谓金无足赤，人无完人，苛求自己和别人都是不对的。因此，适当地赞美自己和肯定他人，心胸开阔，情绪自然就稳

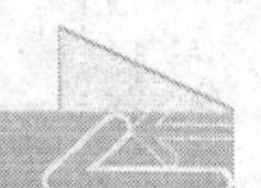

定了。自尊、自重、自爱、谦而不卑。特别是在交往中,不狂妄自大也不妄自菲薄。在行为上独立自主,对人对己凡有利于上进、健康的,就主动积极地去做;凡有害、低级庸俗的,就自我克制,不为所动。

4. 保持和创造好心情

老年人要学会保持和创造好心情,在不利的环境和人生的失意面前,不气馁、不怨人,知足常乐。“人有悲欢离合,月有阴晴圆缺”,挫折和失意在所难免,理性的、正当的宣泄才是发泄内心苦闷和不满的最佳方法。

老年人要学会自我宽解和自我安慰,切莫因为衰老而产生自卑、自弃的情绪。同时,老年人还应该尽量保持平和的心境,不勉强做自己力不从心的事情,遇事也要三思而后行,切莫心急烦躁,跟自己过意不去。

5. 坚持与人为善

儒家讲“仁者寿”,道家讲“上善若水”,佛家讲“普度众生”。一个主题就是对人家一定要宽厚、要诚意待人,一定要与邻为善。

老年人与社会与家人要保持和谐人际关系,用真诚、信任、宽容和理解的态度与人相处,并保持真诚的微笑。加强人际交流,要经常和好友聊天谈心,交流思想感情,在集体活动和人际交往中汲取生活营养,使自己心情舒畅、生活愉快。同时要做到对人诚恳、积极、热心、尊重、与人为善,乐于关心帮助别人。

6. 积极乐观,无惧笑对人生

老年人对生活要充满信心,积极乐观。有人说,生命是旅途,不是家,人生寄也,人要有期待,不断追求为人生的价值。一位哲人说过，生命的三大现实就是生、死与忆念，人人都得面对，无法逃避。所以，老年人必须树立超脱豁达的人生观，直面人生，坦然无惧笑对人生。

常持平常心，就要养心。养心注意以下几点。

(1)戒疑：疑者，总以为别人在暗算自己，一言一行都得提防，因此坐立不安，经常失眠。

(2)戒妒：妒者，妒忌别人的成就，不考虑怎样奋起猛追，却希望别人栽跟头。

(3)戒躁：躁者，容易发脾气，脸红脖子粗地吵闹，甚至骂人、打人、毁坏对象，然后心理上得到一种莫名其妙的满足。

(4)戒愁：愁者，整天生活在忧虑之中，愁容满面，心事重重。

(5)戒慎：慎者，时时提心吊胆，怕说错话，怕做错事，怕得罪人。

(6)戒悲：悲者，一生当中，一些不幸的事常常浮现在眼前，不觉悲从中来。

(7)戒卑：卑者，觉得自己处处不及旁人，在人前仿佛矮三分。不喜欢与人共事，愈来愈孤僻，脾气越来越古怪。

(8)戒傲：傲者，自以为是，老子天下第一。周围的人对他敬而远之，他却自鸣得意。生活空虚，无所寄托，缺少乐趣。

十五、老年人心理健康须坚持五原则

近年来，社会上流行的促进老年心理健康的一二三四

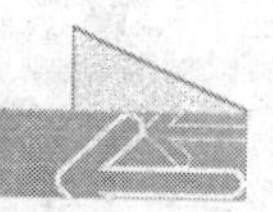

五原则，对老年人养生保健十分有益，即“一个中心：以健康为中心；两个要点：潇洒一点，糊涂一点；三个忘记：忘记年龄、忘记疾病、忘记恩怨；四个老：老伴、老本、老窝、老友；五个要：要掉、要俏、要笑、要跳、要聊”。老人要保持心理健康，必须坚持这五原则。

一个中心：老年人应该保护好自己的身心健康。老年人身心健康了，就不会给社会和家庭造成负担，这本身就是对社会和家庭做贡献。一个心身健康的人，他的生活质量才能提高，才能享受到生活给予的乐趣。

两个要点：潇洒一点，糊涂一点。老年人应该活得更轻松一些、宽容一些。潇洒者自然大方，轻松自如，不拘束；糊涂者大彻大悟，淡泊宁心，不为琐碎事所扰。人生苦短，生命才是第一位的，何必斤斤计较那些生活中的无聊琐事？糊涂一点儿，宽容一点儿，忍一时风平浪静，退一步海阔天空，何乐而不为呢？

三个忘记：忘记年龄，忘记疾病，忘记恩怨。老年人不要总担心自己年事已高，疾病缠身，也不要总回忆过去的恩恩怨怨。生、老、病、死是人生的自然规律，没有人能够逃脱这个过程，所以没有必要对必然要发生的事情过分担忧。人生旅途中难免会有一些风风雨雨、坎坎坷坷、恩恩怨怨，没有必要对已经过去的事情斤斤计较。老年人应该放松自己，乐观地生活，这才是最重要的。

四个老：有个老伴、有个老窝、有点老本、有几个老友。老年人一定要有个老伴，特别是男性老人。俗话说：“满堂儿女，不如半路夫妻。”就是说，老夫老妻在一起生活是最好的，儿女再好也不如夫妻相互照应好，即使是新组合的老夫妻也比子女的照顾要好得多。老夫老妻在精神上相互安慰寄托，在生活上相互照顾关怀，是其他关系所无法替代的。夫妻间的感情沟通对养生保健非常有益。

有个老窝。老年人一定要有一所属于自己的住宅，才会有安全感，才有利于身心健康。

有点老本。老年人应该有一些积蓄以备不时之需。手中有点积蓄能够及时拿出以解燃眉之急。

有几个老友。老年人应该有几个老朋友，平时一起聊聊天，有事相互帮帮忙，对养生保健很有好处。

五个要：要掉、要跳、要笑、要俏、要聊（唠）。

要掉。老年人要放下架子，保持一颗平常心，这对于有社会地位的人来讲尤为重要。老年人离退休后，不要再讲我是某某长、我是老专家、我是老教授、我是著名艺术家，想当初我如何如何等。要把自己放在一名普通老百姓的位置，用一颗平常心来看待问题和处理周围事物，心态才会平和，身心才会健康。

要跳。老年人要经常活动，而不是单纯指跳舞。“生命在于运动”，运动可以增强体质，使机体充满活力，还可以调节情绪。

要笑。老年人要对生活充满乐观情绪，时时保持着愉快的心态。每天对着镜子笑几次，就会有好心情。

要俏。老年人的穿着要漂亮一些，让自身的形象更美一些。这样就会感觉年轻了许多，别人也会看到其焕发出的青春朝气。

要聊。老年人要经常与别人进行思想和感情交流。封闭自己和孤独感是危害老年人身心健康的重要因素，是引

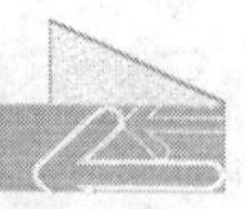

起老年抑郁症和老年痴呆的原因之一。聊天是一种最经济实惠而且又非常有益于身心健康的活动,对防治抑郁症和痴呆均有益处。

十六、老年人要改掉不良生活习惯

人的生活习惯是指人在某种环境里生活,久而久之,潜移默化形成了的一种行为方式。人的生活习惯有好有坏。人是大自然的一个组成部分,人的生活习惯当然与大自然分不开。符合自然规律和人体健康要求的生活习惯,是良好的生活习惯;反之则是不良的生活习惯。好的生活习惯会给人带来健康;不良的生活习惯会给人体造成危害,甚至会危及生命,是要以生命为代价的。这样讲不是故弄玄虚,骇人听闻。近年来,听到不少很有作为的名人英年早逝,令人十分惋惜。他们的工作压力太大,固然是重要原因,恐怕与生活习惯也不无关系。

1. 不吸烟、不酗酒,忌暴饮暴食

如今人们的生活花样多,变化大,形成了许多不良生活习惯。比如,吸烟酗酒,暴饮暴食,长期打麻将熬夜等。吸烟对人体的危害,全世界都很重视,还设有"世界戒烟日"等。酗酒的危害,讲的也不少。暴饮暴食给人体带来的危害,近年来也引起了普遍重视。

2. 不熬夜

熬夜,就是不按照正常的时间睡眠,特别是到了半夜三更还不睡觉。熬夜违反了人类自古以来的生活习惯,违背了自然规律。千万年来,人类就有"日出而作,日落而息"的作息习惯和依照寒暑安排日常生活的习惯，形成了人体的生物钟。如今许多老年人坑麻将通宵达旦，形成了昼夜颠倒的生活习惯。

熬夜对人的身体健康危害不像吸烟酗酒那样，让人看得那么明显，其实危害极大。媒体常有关于长期熬夜危害大的报道，一次报载两位老人因长期熬夜搓麻将而猝死的例子。其中一位老人搓麻将至下半夜，欲站起伸一伸困倦的腰，却不料在站起时突然跌倒，虽经120急救，终无力回天，死因是脑出血；另一个老人从早搓麻将至下午3时，在他去卫生间途中猝死，其因是心肌梗死。

人到老年，身体日趋老朽，生命力下降，不少老年人患有轻微心脑血管病，如果注重保养身体，劳逸结合，从很大程度上来说，是可避免猝死的。但是，没有健康意识，不懂养生之道，最终会为不良生活习惯付出惨重代价。

熬夜之所以对人体健康危害大，原因主要有以下几种。

(1)扰乱神经系统：熬夜扰乱了人的正常作息时间，使神经系统得不到有效休息，从而让神经功能遭到损害。对老年人的影响尤其大。熬夜首先是导致失眠，该睡觉时不睡觉，到了要去睡时，又难以入眠；经常失眠就会产生神经衰弱，继而逐渐出现神经功能紊乱，使记忆功能减退。再发展下去，就有可能加快出现老年痴呆症。有人很自信，认为自己神经很正常，不可能出现老年痴呆。这种自信是很盲目的。美国里根总统得了老年痴呆症，就是个例子。

(2)损害消化系统：人体消化活动也是有规律的，人的一日三餐是同人类长期与自然协调而形成的生活作息习惯相一致的。在白天三餐吃进的食物分批逐步消化，吸收营

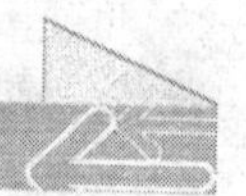

养，传送到人体各部位；同时分类集中体内垃圾，分期分批进行处理。熬夜破坏了人类长期形成的作息习惯，同时也搅乱了人体的消化规律。晚上熬夜，早上睡懒觉，三餐饮食不正常，造成白天消化系统功能紊乱，无法进行消化活动，夜里熬夜，身体各器官得不到休息，消化系统的吸收营养和处理垃圾的作用同样也不能发挥，从而出现了肠道系统的一系列病症，如便秘、肠梗阻等。当然，不能把消化系统的病症都归咎于睡眠不正常。但是，睡眠失常损害了消化系统的功能是一个重要原因，是不容讳言的。

(3)破坏血液系统功能：血液是人体极重要的生命物质，是推动人体机器运转的动力来源。按中医的观点，人体的动力是人体的"血气"，不同的血气存量水平决定了人体的健康水平。血气存量不足是萌生各种慢性病的一个重要原因。人的血气存在于人体的血液之中，并由血液输送到人体的各个部位，以保证人体健康的需要。

人体造血有两个必要条件：一是从人体外部取得营养物质。二是人体的造血时间。专家介绍："人体造血的最佳时间是从下午天黑之后到午夜一点，而且必须达到深度睡眠的状态"，"正常的睡眠提供人体足够的造血时间。""睡眠时间不对是现代人生病的主要原因之一。"当然，人体造血的确切时间尚有待进一步论证。但与人体的消化吸收营养的时间大体一致，应该是没问题的。熬夜扰乱了人体的造血时间，造成人体血量减少；血量减少就造成人体血气不足，也就是人体的能源不足，于是引发了各种慢性病。

可见，熬夜确实是一种对人体危害很大的恶习，不能掉以轻心。

老年人若要养生保健，安度晚年，必须劳逸结合，坚持午休，晚上早睡，不再玩命地熬夜。时常买些关于健康的报纸杂志来阅读，丰富养生知识，提高对不良生活方式的严重危害性的认识，努力寻求健康生活方式。

3. 生活多样化、科学化

“科技改变生活”是家喻户晓的一句话。老年人可以学计算机，聊 QQ，玩网游，织“围脖”，爱网购，写日志，还可以经常通过网上好友群与老年朋友们相约到 KTV 飙歌。

老年人可以养宠物，如养鸟可养心怡情化空虚。初学养鸟时，虚心讨教技术，慢慢交流养鸟体会，以鸟会友，渐渐又有了新朋友圈。大家约定每天早晨 7 时集中在公园“遛鸟”。鸟友们相聚，赏鸟鸣、观鸟斗、谈鸟经，自得其乐，让人心清气静，怡情养性。比起玩麻将来，既不用熬夜，又能让生活充实，身心愉快，颇益于健康。另外，如每晚出去散步，优哉游哉，乐而为之，也是一种追寻健康人生的好方法。

对于比较固执、暂时不愿意改变不良习惯的老年人，我们应该理解。同时采用以下方法慢慢做工作。

(1)找老人的同龄人进行劝导，最好是那种乐观会说、又有类似经历的人。

(2)让孙子、外孙多和老人聊天，给他(她)按摩，陪他(她)出去散步。

(3)和老人一起看养生的电视节目，学习掌握一些缓解、治疗他病情的运动方法。

总之，奉劝那些正在“玩命”的老人们，要想健康长寿，就要下决心改掉不良生活习惯。应订阅些健康方面的报纸杂志，看些电视里的健康节目，查些网上的健康数据，掌握

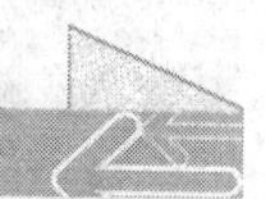

健康知识，转变思想观念，改掉不良生活习惯，注重养生保健，尽快走上健康之路。

十七、老年人跳广场舞促进身心健康

近年来，广场舞迅速在全国大地走红。一块空地，一个音箱，一群人便能闻声起舞，自娱自乐。每到傍晚，小区里、广场上、小区花园中都会准时响起悠扬的音乐声，一群老人随着音乐舞动。广场舞可谓是我国从城市到农村在夜幕降临后最常出现的娱乐活动。因为没有条件和标准的约束，既能健身强体又能陶冶情操，广场舞受到越来越多人的喜欢，逐渐跨越了城乡界限和年龄界限，所以有人称之为“中国式健身”。

广场舞的节奏感强，又因融入了舞蹈元素，故跳起来既自由奔放，又有浓郁的街舞味道，让人充满活力。事实上，跳广场舞是一种集运动和娱乐于一身的活动，老年人跳广场舞，不仅能增加交流，增进友谊，更重要的是能促进身心健康。

跳“广场舞”可谓好处多多。

1. 跳广场舞健心

随着悠扬的舞曲，男男女女们徐徐拉开阵势，伴着旋律翩翩起舞。老年人跟随音乐节拍舞动，四肢得以舒展，心也和着音乐，激情奔放，有趣、自由，自我情感得以很好地表达。跳舞让人沉溺到愉快的心境，释放出心中的压力，舒缓疲劳，进入一种最佳的心理状态，心情十分舒畅。在优美动听的音乐和美妙的舞姿中，老年人忘记烦恼，忘记忧愁，心灵得到陶冶。舞跳完后，出一身汗，令人仿佛有一种沉和静的力量从心底喷发出来，同时产生平和、宽敞而辽阔的心境。

2. 跳广场舞健脑

老年人通过排练舞蹈对大脑神经的不断刺激，可以减缓记忆力减退的生理现象，达到良好的健脑效果。在排舞的过程中，人们不仅要运用形象记忆、概念记忆，还要运用情绪记忆和运动记忆。随着时间的不断延长，老年人的记忆力将会以很慢的速度减退，但这是自然规律，是正常现象。手舞足蹈还可增强大脑思维，也能够促进大脑更好地休息，有益于夜间睡眠。专家指出，舞蹈运动是世界上最好的安定剂，这是因为适量跳舞能缓和神经肌肉的紧张，从而获得安神定志的效果。

3. 跳广场舞健美

广场舞练习对形态、姿态、健康等方面都有较高的要求，经常参加排舞练习是一项很好的形体训练，它能提高人体的协调能力，强健身体各个部位的肌肉群，以及增加骨骼的骨密度，具有积极地健美作用。跳舞需要全身活动，能加速周身血液循环，舒松关节肌肉，消除体力和脑力的疲劳。不论跳何种形式舞蹈，都必须挺胸收腹，头、颈、背、臂、腰、胯、腿、脚各部位协调运动，使动作挺而不僵，柔而不懈，实而不松，从而达到美的统一。舞蹈是全身的运动，可以让腿部、腹部、肩部及颈部等，都得到充分的活动舒展，并且通过腰部、臀部、胸部，带动手臂和脚的旋转，令人在眼花缭乱间塑造出优雅健美的舞蹈语言。跳舞使老年人的身心得到锻炼和放松，体重减轻了，体态变得优美了，走起路来有一种轻盈的感觉，人的气质也得以很好地提升。

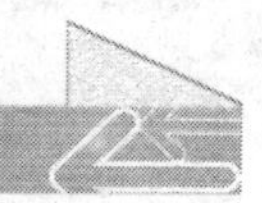

4. 跳广场舞健体

在跳舞时，悠扬的舞曲伴着人翩翩起舞，运动揉于音乐之中，音乐调配着运动，乐曲的节奏使老年人充满活力。跳舞中的跳动扭摆，使胸廓扩张，肺活量增加；腰臀的扭摆加强了腰腹肌的锻炼，增强了臀肌的弹性，提高腰背的灵活性和协调性，增加了盆腔和髋部的柔软性；自由的舞姿给人以创造的天地，大幅度的动作可以充分舒展身体的各个部分，是一项很有益的有氧运动。

实践证明，跳舞不仅可使老年人保持体形健美，而且可使人体的神经、心血管、消化、泌尿生殖系统都得到充分的锻炼。优美的轻音乐使人感到心旷神怡、悠然自得，不但使人精神愉快，增加食欲，恢复体力，而且还能治疗许多疾病（如精神抑郁症等），并有明显的降低血压及减轻或治愈临床症状的作用；也可以减少消化不良、肥胖、痔疮、高血压和动脉硬化等病症的发生；通过跳舞还可使糖尿病病人的血糖降低。另外，跳舞时心跳、血流加快，呼吸加深，还能促进其他器官的代谢。

中老年舞蹈对中老年人的身心有很大的锻炼，作为子女也应该积极地支持父母参与中老年舞蹈的锻炼，这对家庭的和谐是十分有意义的。

跳广场舞虽然好处很多，但须科学参与，现实中很多老人觉得广场舞运动量小，多跳一会儿才有效果，因此跟着舞群从头跳到尾，算下来，有的甚至会跳上两个多小时。对此，专家认为，老人运动时间过长，会促使身体释放大量激素来分解蛋白质，补充过度运动的能量需要，加快器官衰老。若超出心脏负荷能力，还会造成心脏功能衰退，反而有

害身体健康。

专家建议，广场舞锻炼总时间以不超过 60 分钟为宜，这 60 分钟要合理分配：跳之前要先做 5～10 分钟简单的拉伸肌肉和韧带的热身运动；最多跳 40 分钟，强度以脉搏 120～140 次/分或轻微出汗为准；跳完后原地歇 10 分钟左右，可做些动作缓慢、放松的整理运动，不要直接回家，否则会影响大脑氧的补充和静脉血回流，使血压降低。此外，老年人跳广场舞，应尽量避免大幅度的扭颈、转腰、转髋等动作。跳舞时穿吸汗的棉质衣服，同时最好额外带件外套，以防出汗后受凉。

十八、老年人要“俏”出生命的活力

“老来俏”在过去似乎是一个贬义词，因此让有些老人羞于打扮。从世俗的眼光看，似乎“俏”是青年人的事，老年人“老都老了，再化妆也美不起来”。其实爱美是人的天性，老年人也不例外，现在“老来俏”已经是一种时尚。生活水平提高了，见识多了，眼界宽了，为什么不让自己再“青春”一回？

生活中有人偏执地认为，穿衣打扮是年轻人的“专利”，老年人如果讲究穿戴、衣着新潮则一定会招来“老不正经”的指责。其实，这就大错特错了。

老年人在生活中讲究必要的穿着，注意适度的修饰，赶“时髦”，跟“新潮”，来点“流行色”，不但能让人感到“夕阳”的魅力，“晚霞”的美感，而且对个人的身心健康、延年益寿大有裨益。可是，由于受到传统因素的影响，国人的穿衣习

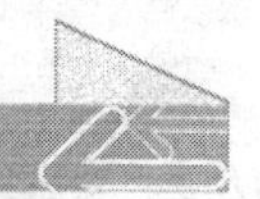

惯是越老越素。因此，人们对于一些讲究穿戴打扮的老年人总是看不惯，诸多挑剔，或者背后议论纷纷，说三道四。这种认识是不正确的。生活中的“老来俏”是一件好事。所谓“俏”，是俊俏，也有点俏皮的意思。辞书的注释是：“容态轻盈美好，好模样儿俏，打扮得俏。”所以“俏”实在是个好词儿。

众所周知，人的年龄有实际年龄与心理年龄之分，实际年龄的增长是不可避免的客观规律，但心理年龄却各有不同。“我已衰老”与“我不算老”两种截然不同的心理暗示，所带来的精神面貌也完全不同，前者可以让人万念俱灰；后者则带来愉悦感和满足感，富有青春的活力。适当的修饰和合体的服装，使自己显得潇洒大方，对增进健康、延年益寿无疑是十分有益的。

国外学者曾对 1 438 名 60～80 岁平时讲究穿着打扮的老年人进行过调查发现，有 90％以上的老人比他们的实际年龄要年轻得多，有的看上去甚至要比实际年龄小 20 岁以上。这是因为老年人通过恰当而合理的修饰或美容，可使他们觉得自己潇洒英俊，或亭亭玉立的风度不减当年，更感到自己越活越年轻。这种良好的心理状态，除了可以给老年人带来青春与活力之外，还能给予老年人一种欢悦和欣慰感，这正是老年人精神生活的力量源泉和健康长寿的重要条件。

有关科学研究也证实：人如果穿着俏丽，会产生愉快的心境，机体内可分泌较多有益的激素。这些活性物质能促进机体的血液循环，使内脏器官得到充分的氧气和营养供给，有力地促进组织器官新陈代谢过程；能使神经系统细胞兴奋，延缓

大脑的衰老进程；还可使老年人容光焕发、青春常在。这是“老来俏”能够使身心健康、老当益壮的机制所在。

爱美是老年人热爱生活的一种表现，它有利于老年人焕发青春，维护身心健康。曾有医学专家做过调查，注重着装、美化自己的老年人患高血压、溃疡病和癌症等与精神因素密切相关疾病的概率，要比不善此道的老年人少30%以上。

人们讲究穿戴打扮，对激发自身的精神情趣是十分有益的，可使人浑身充满活力，精神振奋，产生一种向上的心理，使得诸多“老来俏”者的健康年龄不知不觉地小于实际年龄。这就是“老来俏”者不老的奥秘所在。

人老了，形体向衰老转化，适当地注意衣着打扮，俏一点儿，可以弥补自然条件的不足。老年人注意修饰和穿着，会在内心产生一种生命活力，经过打扮会显得大方、端庄、有风采，能使老年人产生“我还不老，我还年轻”的良性心理。如果人老了，心态也老，暮气沉沉，畏畏缩缩，肯定对身体不好。

人们也许有过这样的生活体验：如果你所穿着的服装时尚、新潮且得体轻松，你的精神也就会随之一振，心情会变得愈加愉悦且乐意与人接触，工作、生活也就平添了几分惬意与活力。而且从礼仪方面来讲，得体的穿着也是对他人的一种尊重。所以，应该赞同并提倡老年朋友不妨来点“老来俏”，甚至有那么一点儿俏皮，也可以使心理年轻化，对健康有益，可以延年益寿。俗话说，“老要张狂少要稳，越老越要搽点粉”，就是这种情形的总结。

老年人穿艳装还有利于减少交通事故的发生。日本警

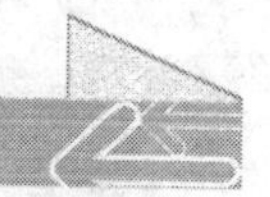

视厅交通部对近年来老年人死于交通事故的死因的研究分析结果表明,老年人穿着朴素、不够显眼是造成交通事故的一大原因。受害者几乎都是身着黑色系列或茶色系列服装的人。由于这些颜色与周围的色调极其接近,故司机难以辨认而造成车祸。

当然,“老来俏”要真正“俏”起来,首先是要解放思想,使自己先从心理上和精神上“俏”起来。其次,就是“俏”法上要因人而异,注意“俏”得得体,“俏”不等于就是要老年人把自己弄得浓妆艳抹或穿的忒新潮,重要的是要装扮出自己的个性和风度,俏出水平,俏出生命的活力,俏出生活的底蕴。如浓妆艳抹,必然弄巧成拙。其三,“俏”者最重要的是讲究个人卫生,力求衣着整洁。在此基础上,才是衣着色彩、式样、化妆品和发型的选择。为此,老年人不必担心别人的讥笑,要敢于按照自己的意愿穿戴打扮自己,使自己能够心情愉快、充满活力、健康长寿。

有些老年人强调以“庄重”来显示其身份,把爱美之心深藏不露,结果加速心理衰老过程,这些都是应该纠正的错误倾向。从健康角度来说,老年人更应注重自己的外表、服饰,并加以适当美容。

也可以说,“老来俏”不仅是老年人的追求,也是社会主义精神文明进步的表现,新时代的老年人应该把心态放年轻些,把自己打扮得漂亮些,给家人、亲友、邻里一个新形象,也给自己一个好心情,快快乐乐诠释夕阳红。

1. 学会护肤

老年人还要学会用一些简便的方法护肤美容。人到中老年,因为生理的变化,皮肤色素的沉着,皮肤松弛、褶皱等

现象会明显出现，所以需要掌握一些美容与化妆的常识，用简便的方法来护肤美容。

(1)给肌肤补充营养：要经常搽用含有营养素的油性霜、膏，如人参珍珠霜、银耳霜等润肤佳品，并加以适度的按摩，促进皮肤血液的循环，使皮肤富有弹性，光洁滋润。

(2)给肌肤补充水分：随着年龄的增长，老年人皮肤中真皮层的汗腺会失去水分，腺体退化，皮脂腺及分泌物减少，皮肤缺乏滋润，皮肤表皮及皮下组织萎缩，皮肤失去弹性，变得松弛、干燥、晦暗、脱屑、皲裂，出现皱纹，由于色素变化，出现老年斑，此种皮肤类型为老年型皮肤。

人的皮肤除年龄的因素外，早衰与否取决于皮肤细胞含水量的多少，每日喝六七杯水，有助于补充皮肤细胞中所失去的水分。浴前一杯水，浴后在面部和四肢涂上一层营养霜，是补充水分的有效方法。

(3)选择合适的化妆品：避免浓艳的、有光泽的化妆品，采用含滋润成分、色彩较为柔和的化妆品，使化妆效果自然、谐调。

2. 饮食美容更适合老人

老人每天要摄取足量的蛋白质，要多吃鱼类、乳类、蛋类、豆制品、瘦肉等食品；还要多吃蜂蜜、蜂王浆、胡萝卜、西红柿及各种绿叶蔬菜；虾蟹、动物内脏、木耳、银耳等也要多吃。在各种防治老年斑的食物中，应首推大白菜，它经济实惠，含有丰富的维生素E。维生素E能抑制造成老年斑的过氧化脂质的形成，经常食用能减缓老年斑的出现。

当然，要想青春常驻，除了饮食补养和做好各项美容措施外，还需要有适当的运动和补养。适当的运动能够使您

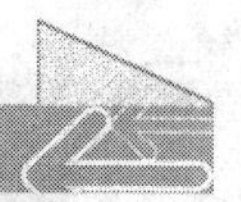

保持体型的健美，不致过分发胖，也不会因体重的较大变化而使面部出现皱纹。经常给面部做适当按摩，面部的皮肤也可舒展和保持弹性。此外，保持乐观心态也很重要。

老人们操劳一生，让他们的晚年生活多姿多彩、富有情趣，也是儿女、晚辈们的“福气”。因此，儿女们更应尽量给“老爹老妈”们营造一个良好的“衣着空间”，使他们“俏一俏，十年少”！

十九、老年人应该经常多笑笑

俗话说“笑一笑，少年少”！现代医学也认为：笑，对人们的健康长寿有着十分密切的关系。笑不仅能让老年人看起来更年轻，而且还能美容养颜。笑对老年女性的好处更是多多。因此，我们应该每天保持好心情，多让笑容浮现在我们的脸上，感受健康愉快的每一天。

“百年须笑 36 000 场”。苏东坡这句名言，反映了我国古代人对笑之好的认识和对健康的追求，但是在现实生活中，有的人却总是愁眉苦脸，闷闷不乐，这对健康是不利的。

据研究，笑有多种好处。

1. 笑是最自然、最没有副作用的止痛剂

当你笑时，脑中的快乐激素便会释出，快乐激素是最有效的止痛化学物质，能缓和体内各种疼痛，因此一些罹患风湿、关节痛的人，能因经常发笑而减轻病情。

2. 笑能增强机体免疫力

笑能令体内的白细胞增加，促进体内的抗体循环，进而增强免疫力。笑也有助于血液循环，加速新陈代谢，所以说喜欢笑的人会给人较有活力的感觉。

3. 笑能使我们身心放松

人在笑的时候，全身肌肉都是紧绷绷的，停止笑的时候，肌肉便为之放松，一松一紧之间，肌肉的张力便得到舒解，有助松弛神经。当要学习的时候，想些好笑的事，脑筋也会更灵活，不会太易打瞌睡，令你轻松地面对压力。

4. 笑有利于呼吸通畅

有机会笑就不妨大笑、狂笑、尽情笑，因为笑会令呼吸系统更畅顺。人们笑的时候，鼻孔和口也会张开，空气中的氧气随之被吸入，二氧化碳被呼出，这就有如进行一个短暂的有氧运动。实验证明，笑声对患有慢性呼吸系统疾病的人甚有帮助，如慢性支气管炎、肺气肿等。在国外，有些治疗师在治疗气管疾病时常会引病人发笑，以清一清肺部，加强治疗效果。

5. 笑能强化心脏功能

为人幽默，谈笑风生，患有血管和心脏病的机会也较低。由于笑能使血液循环更好，血液流通可以避免胆固醇的积聚，因而减少对血管的威胁，降低心脏病发作的概率。美国脑神经医师鲁宾斯坦也说："1 分钟的开怀大笑，等于 45 分钟的放松运动。"但是根据他的研究统计，现代人平均每天只笑 5 分钟，而 50 年前人们平均每天笑 20 分钟。总之，笑是全身的健身操。

德国研究笑的作用的心理学家莱曼·西克尔教授表示，笑的确有益健康。因为一个人在衷心欢笑时，使用到身上 80 多块肌肉，心脏也跳动更快，血压和血液含氧量亦会随呼吸的加剧而上升。重要的是，欢笑时大脑会释放出内啡

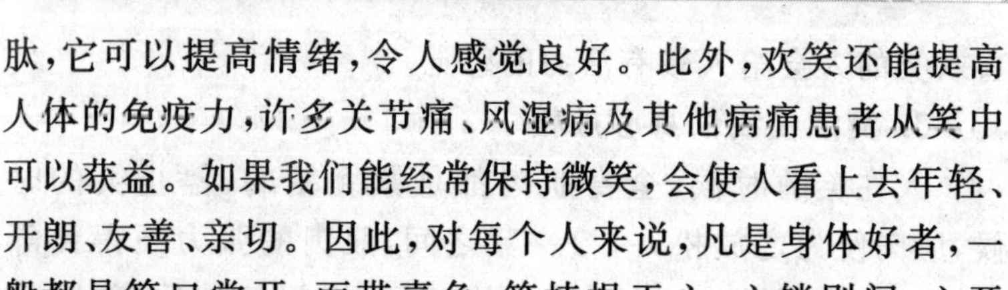

肽，它可以提高情绪，令人感觉良好。此外，欢笑还能提高人体的免疫力，许多关节痛、风湿病及其他病痛患者从笑中可以获益。如果我们能经常保持微笑，会使人看上去年轻、开朗、友善、亲切。因此，对每个人来说，凡是身体好者，一般都是笑口常开，面带喜色，笑植根于心，心锁则闷，心开则笑。

健康人，首先是心理健康，他们心胸开阔，心境坦然，心平气和，遇事想得开，遇事看得透，遇事放得下，笑可以延年益寿。现今社会每个人的压力都比较大，笑一笑可使人减“压”，这提示我们改变思维，改变心态至关重要，要笑对人生，要笑出健康。汤姆·德莱格先生还开具了一份“笑的良方”：①尝试一下自发的笑。自发的笑是一种免费的、现成的、无热量的放松方式，可以使人的情绪愉快并产生积极的心理效果。②交一个有幽默感的朋友，经常聚在一起笑。③创造一个令你欢笑的空间，如把漫画书放在手边，拍一些滑稽照片，或看一个滑稽可笑的电视节目等。④不妨在生活中偶尔夸张一下，打破生活的常规节奏，增添生活情趣。

在美国有一种“笑疗法”得到了广泛推广。洛杉矶的一家医院对每个出院病人都做了每天笑 15 分钟的医嘱；还有一些疗养院则让老年人定时看一本幽默小说、连环漫画，或看一出喜剧或卓别林的电影。

美国波士顿“老年人心理障碍治疗所”的神经学家亨利鲁滨斯坦发现，笑除了能降血压、助消化、安眠外，还能驱除焦虑情绪及胸中的闷气。有一位贫病交加的孤老从自杀边缘被抢救回来后，多亏住在医院病房里时，每天看两场卓别林电影，才使他获得了重新做人的希望。专家们认为，精彩的幽默作品能协助重病人和患有心理障碍的人保持旺盛的生命力，不向苦难低头。

法国“老年人心理研究中心”艾里克斯马雅主任发现，在老年人的世界里，笑具有3种基本作用：获得快乐、克服焦虑和加强群体关系。今天，说笑话已经成了一种行业，根据法国传媒评论组织的统计，电视逗笑节目的收视率永远名列前茅。当幽默使心理障碍的病人露出笑容时，那就是精神开始好转的信号。

现在人们生活压力大，大家聚在一起大笑一场，生活中欢乐的事情被放大了，忧愁、烦恼都被笑声驱散，对健康很有好处。大笑俱乐部的倡导者认为：笑是可以练习的，在练习的时候，要忘掉自己的性别、年龄和烦恼，用你的想象力和创造力来笑。其实，不是每个人都要参加大笑俱乐部，但是每个人都可以练习笑，让笑成为自然习惯，学会将生活中的欢乐放大，你笑得愈开怀，得到的幸福就愈多。

笑是一种人类生存的能力，一个人的发笑能力和医生检查的所有其他项目同样能正确显示出他的健康状况。笑已成为衡量身体健康的另一种有效的指示器。长寿学家说：“在所有使身体和精神激动的因素中笑是最健康的，它有利于消化、循环和新陈代谢，因而启动了所有器官的生命力。”我国有句谚语“生气催人老，笑笑变年少”。莎士比亚说得好，如果你在一天之中没有笑一笑，那你这一天就算白活了。

要从笑中获长寿，首先要有寻找笑的主观意愿。其次，老年人每天要记住去寻找笑的机会。每天笑12～15分钟。如阅读有趣的书、漫画，看喜剧演员演的电影等。另外，在

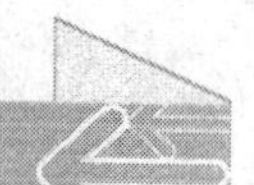

困难及紧要时刻去追求笑。当生活中发生意外不幸事件或处在病魔缠身的恶劣心情和悲痛中时,依然笑容灿烂,一旦你运用了笑,那么不管你将遭遇到何种痛苦的处境,都能够经受得住并生存下去。

二十、老年人闲聊有利于心理健康

社会上的新鲜事、生活中的家务事、身边发生的琐碎事,都是老人闲聊的话题。老人们碰到一起,喜欢闲聊,而且叽叽喳喳的一聊,就是好几个小时,闲聊让他们感觉很开心。可在其他人看来却很不以为然,老人们家长里短、叽叽喳喳的议论,只不过是毫无意义的市井闲谈,还不如在家找点事情做做,或者培养一些兴趣爱好,如养养花、种种草什么的。

对于老年人闲聊这一现象,长期以来多被认为是毫无意义的市井闲谈。然而心理学家指出,闲聊有助于身心健康,尤其对老年人的好处是有科学依据的。美国心理学家的最新研究表明,闲聊,即使是那种背后说人闲话的议论,都能有助于加强人们之间的友谊。无独有偶,我国的心理学家也有着类似的看法。

美国俄克拉荷马大学心理学博士詹妮弗·波森在进行了一系列试验性研究之后,发现了一个有趣的现象:当几个人在一起闲谈,甚至说别人坏话时,他们之间的友谊往往可以突飞猛进地发展。詹妮弗强调,说别人坏话虽不是好事,不该提倡,但闲聊的积极作用是不可否认的。所以,我们不必把市井闲谈一概认为是低俗有害的。

除了增进友谊，闲聊其实还有更多的好处。不少心理学医生主张在心理咨询过程中，以倾听、倾诉为主要治疗手段。当倾诉者把自己的委屈、精神痛苦全部宣泄出来，心理痛苦和疾病已经减轻了大半。现实生活中常能看到，有些老人在退休后变得失落、抑郁。此时如果能积极参与小区活动，闲聊正好为老年人提供了一个表达、发泄和参与的平台，通过与老伙伴们一起高谈阔论，老人的精神状态就会大为改观。这是因为闲聊对体力、脑力都有一定的锻炼，同时还可以让老年人把身心融入社会群体之中，排遣寂寞。

闲聊不仅能帮老人们重新找回自己的社交生活，将身心融入社会群体之中，排遣寂寞还能帮助老年人开阔眼界，了解社会动态，时刻跟上社会潮流，保持思想常新。还有，老年人之间闲聊，免不了要交流一些健身养生经验、防病治病的体会，能帮助老年人获得更多的防病知识。

此外，闲聊能够健脑益神，对于延缓老人大脑的衰退也很有好处，同时闲聊可以使面部肌肉得到充分运动，令发声器官、呼吸器官、听觉、视觉神经都得到锻炼。

正是因为闲聊的诸多好处，它还被一些医学界人士称为“话疗”。著名健康教育专家洪昭光教授编了“话疗”歌来概括聊天交流的好处。“说起话疗真奇妙，防病治病都有效。一聊双方误解消，二聊大家心情好，三聊能治血压高，四聊能把肿瘤消。话疗疏解郁闷气，话疗提高抵抗力。天天话疗三四起，家家快乐甜如蜜”。

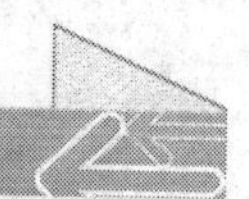

二十一、子女应理解老年人的爱唠叨

俗话说:“树老根多,人老话多。”很多老年人到了一定年纪之后,就变得爱唠叨起来,说话重复啰唆,还常常自言自语。专家指出,老年人爱唠叨可能是身体或者精神衰退的表现,应该尽量多理解他们。

1. 老年人爱唠叨主要原因

(1)一席经验之谈:固执守旧,还有留恋过去的“怀旧”心理,会导致老年人爱唠叨。他们对过往的事记忆能力的衰退比较慢,所以总爱说过去发生的事情,喜欢说自己过去的经过,炫耀年轻时的本领,以及获得过的荣誉等。人老话多是人生历练的结果,经验的结晶,虽然不是字字珠玑,却也是难得的体验,也充满智慧。

(2)一种关爱之情:老年人有的时候过于自信,以自己为中心,总把成年子女当作孩子看待,或者由于极力想维护自己的尊严,反复强调自己的主张,或是由于性格发生改变,喜欢责怪他人,这都是他们开始精神老化的迹象。老人多话往往是出自对自己周围人的关心,对人际的关怀,是对下一代的放心不下。这种絮絮叨叨,实在是人间的至爱。

(3)一种衰退之征:生理上,特别是老年人大脑组织的衰退,容易引起老年人爱唠叨的毛病。他们首先是对最近发生事的记忆减退,表现为“前说后忘”,明明已经说过的事,但说了就忘,等什么时候想起来,又会再次叮咛或反复询问。

老年人爱唠叨也分为很多种情况:一般的话多并非心

理问题，无须看心理医生。有的老年人，尤其是无所事事的老年人，可能是某种心理问题导致的，需要吸引别人的注意，特别容易变得爱唠叨。还有的老年人整日不休地唠叨，乱管闲事，搞得家无宁日，影响家人生活，则属于心理问题，应该进行心理治疗，必要时可请心理医生。

2. 对待爱唠叨的老年人，晚辈应学会应对或排解

(1)学会倾听：遇到老人唠叨时，作为晚辈，要学会静下来，全力去倾听。倾听本身就是对老人心理上的一种抚慰，一种孝敬的表现，更是对老人的一种尊重。切不可对老人的唠叨一概敬而远之，甚至心生烦躁、厌恶，要耐住性子，认真地倾听老人唠叨。

(2)亲情陪伴：经常陪伴老人，老人的唠叨相应就会少一些。现在，很多家庭属于“空巢家庭”，老年人常年生活在寂寞中，见到子女难免要唠叨几句。还有的子女虽然和老人生活在一起，却是整天不和老人说一句话，也不关心老人的所思所想、所忧所需。作为子女要关注老年人的心理变化，抽出时间来，多陪老人聊天，陪他们做家务，来凸显家庭亲情，给老人以心灵上的慰藉。

(3)适当出游：如果条件许可，晚辈还可以陪老人外出逛街、旅游、去公园、走超市等。让老人在陪伴出游的过程中，感受到子女的关怀，进而融化心中的寂寞与孤独，同时还可扫除老人心理上的种种荫翳。

(4)培养爱好：对于不能经常在家陪伴老人的子女来说，多让老人培养一些爱好，如养花种草、钓鱼饲宠、习书绘画等，让他们不感到寂寞，而且心理上还有了种依赖感和充实感，同时也是对老年人心事的一种转移。

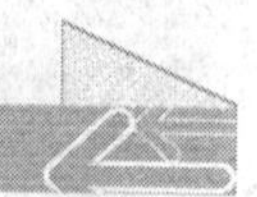

我们每个人都会老的，作为家中晚辈，应尽量关心、孝敬好家中和身边的老年人，一定要正确看待老年人的唠叨，不要动辄给喜欢唠叨的老年人冠以“喋喋不休”的帽子，应该对老年人多宽容、多关心和多尊重。

二十二、老年人的性心理和性行为调适

对老年心理研究表明，老年期的心理衰老速度远远低于生理衰老的速度，因之许多老年人面对性功能的变化，常感“力不从心”，“心有余而力不足”，感叹“夕阳无限好，只是近黄昏”。许多老年人对性生活产生了迷惑和犹豫。特别是老年人丧偶后，生活孤独，他们常有着这样的性心理传统，似乎不应再有性的要求了，性功能也一落千丈，从而使性兴趣、性活动受到严重的压抑。面对老年期遇到的性问题，如要进一步提高性生活质量，保持和谐的性关系，老年人必须在性心理、性行为方面进行调适。

（一）认识老年人性功能与性心理的变化

要调整心态，面对现实，改变思维方法，更新性观念，学会从中年到老年的性心理过渡，克服不切实际的要求和企盼；要认识性器官性功能随年龄增长而衰退所产生的正常生理变化，熟悉老年人性功能，性表达方式，性反应能力的特点和变化。

例如，老年男性性活动时，阴茎勃起的启动需时较长，且对各种心理（如视觉、听觉、意念等）刺激缺乏反应，更多的是依赖于对阴茎的直接机械性刺激，勃起后，硬度常不理

想，若无有效刺激难以维持较久，疲软后重复勃起困难，不应期可长达数小时甚至数十小时。然而一旦勃起，在有效性刺激下可以有效控制维持较长时间不射精。老年人射精的量和程度有所下降，性高潮时阴茎的收缩次数减少，性高潮强度降低，性快感减弱。

老年妇女性反应的改变表现在性唤起迟缓，阴道润滑作用减弱或消失，阴道萎缩、变短和狭窄，阴道壁弹性和扩张能力减弱，常导致性交困难或不适，从而影响女性的性感受，降低其参与性活动的兴趣。然而，衰老对女性追求性感受、性满足的能力常无影响。夫妇间女性的性欲求往往大于男方。常出现性功能方面阴盛阳衰的局面。

（二）老年人性行为需要做相应的调整

对于平素体格健壮、性生活有规律的夫妇而言，往往感觉不到性问题的存在。而对年老体弱多病者，年轻时的性生活习惯、性行为模式、性表达方式则难以延续。老年人获取性感受、性愉悦的途径多种多样，其性欲望主要表现为一种接触欲。性生活应以爱抚和性游戏为主，不要像青年人那样，强求以直接插入式的性交来获取性快乐，满足性需求；不要把性生活作为纯粹满足性欲的单纯方式，而是把性生活作为获得婚姻满足感、加强两性情感交流，增进双方亲密感和依恋之情的良好载体。

老年性行为并不一定非要达到射精不可。性欲可以分为接触欲和胀满缓解欲。接触欲是指男女双方希望互相接触身休之情，这种欲望是人和高等动物的一种本能，从刚生下的婴儿到老年人是一直存在的。对老年夫妇来说，除精

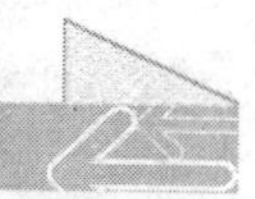

神上爱慕之情的交流之外,另一个重要方面是接触欲,即身体接触,互相爱抚,以及性器官互相刺激等。夫妻间的拥抱、被拥抱,吻对方或被吻,互相牵手,诉说喜欢对方的话语,这一切都是感情交流,从这些活动中感到自己被需要,也需要别人。

胀满缓解欲也叫排泄欲,是指在性激素作用下,体内有一种充满东西的胀满感,并有把这些东西排泄出去的愿望。如男性的阴茎勃起和射精,女性性欲冲动时的生殖器充血,前庭大腺和阴道分泌物增加等。排泄欲是受年龄影响的,老年人的次数显然会减少,老年人可通过拥抱和被拥抱来表达感情和接受他人感情,享受这种性快乐。这种方式对于身体健康、感情和睦、孤独感消除等大有裨益。

对独居、丧偶或因伴侣患病,无法进行插入式性交者,可以采取自慰、互相自慰,以按摩、接吻、乳房刺激等非生殖器性交活动代偿,也可以通过口刺激或人造阴道(男用)、振荡器(女用)等辅助器具替代,从而缓解老年人的性张力,以利于性功能的维持。

(三)老年人性生活重情不重欲

老年夫妇应注意合理安排性生活,性生活的频率要适宜,多少为好,应视体质、精神状况而定。应讲究性行为的方式、方法,性交的体位、姿势。老年人的性生活应重质不重量,重情不重欲。

性活动因病而受限者,应采取一些积极有益的预防措施和改进性生活的方法。学会运用性技巧,改变性行为模式借助性器具。性活动时以爱抚为主,多用手法加强性刺激增强性感受。性交时相互交换体位，以免房事疲劳，性接触时间不宜过长，适可而止。避免酒后或饮食后性交。特殊疾病如冠心病人的性生活前要预备好硝酸甘油等药物，以防万一。老年人应改变睡前性交的传统习惯，可在晨间或白天精力充足时进行为宜。

此外，老年人的身体变化要求性行为更要适度。诸如，老年人的体脂减少，使老年人更易畏寒，机体对寒冷和炎热的调节能力减弱，所以老年人在性生活时要注意室温的调节，冬天要避免受寒，夏天要避免大汗虚脱。

老年人的皮层变薄、弹性消退、体脂减少、皱纹增多。此外，老年人的皮肤感觉也发生改变，变得迟钝起来。因此老年人在性生活前后要注意保护皮肤，预防皮肤的干裂和脱屑。也有的老年人对触觉特别敏感，不愿意像过去那样接受过多的爱抚。

由于肌肉萎缩，肌力下降，灵活性及耐久力降低，这就要注意通过适当的活动保持肌力。由于老年人肌力差，身体又不那么灵活，因此要注意性生活中动作不要过猛过大，以免造成背痛、肌肉酸痛，甚至不必要的肌肉损伤，并注意选择更为省力的体位(如侧位)。

二十三、老年夫妻常牵手有益于健康

人到老年，夫妻间亲昵的动作少了，一些老年夫妻甚至连牵手这样简单的动作，也因为“老夫老妻，还讲究那些干啥”而能省则省了。许多人认为，牵手是表示恩爱的意思，应该是青年人的行为，而老人则无须如此，不便如此，羞于

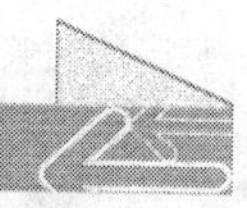

如此。其实，这是一个误区，这种认识实在是大错特错。圣经论到上帝创造婚姻时，曾说“人……要与妻子联合，二人成为一体”，夫妻在上帝眼中是亲密联合的一对，相信牵手更是一种日常生活中活出联合的细节表现。

1. 老年夫妻经常牵手是一剂长寿的“良药”

老年夫妻经常牵手走路，不只是一种浪漫的象征，更是一剂长寿的“良药”。科研人员对世界长寿老人的调查表明，老寿星多为恩爱的夫妻，而大多数老年夫妻生活中都有一个共同的习惯，就是牵手。离婚、丧偶者与和睦美满的夫妻相比，女性寿命平均少 5 岁，男性寿命平均少 12 岁。如果夫妻不和，经常争吵，女性易患乳腺癌、食管癌等疾病，男性易患高血压、冠心病、溃疡病。因此，老俩口正确处理矛盾的方法，就是心灵上“牵手”，不要为小事伤神。可以说夫妻处处“牵手”是最佳的健康保险，更是实现长寿的重要保障。

2. 老年夫妻经常牵手表达彼此关爱

老年夫妻不妨经常牵牵手，通过这种方式，表达彼此的关爱，从而增进感情，延年益寿。老年夫妻牵手，不仅仅是一个简单的动作，同时也是一种肌肤相亲、关心的传递。夫妻牵手而行，可以互相感觉到对方的脉搏和体温，搀扶提携之间，可以感觉到对方给予的温暖和支持，有利于增强夫妻之间的情感。

3. 老年夫妻经常牵手夫妻之爱常新

青年情侣是应该享受恩爱的，但恩爱绝不是青年夫妇的专利。对于多数老年人来讲，由于交际范围狭窄，日常生活单调，有生之日不多，他们也应该享受夫妻恩爱的快乐。有些老年夫妻相处日久，矛盾增多，情感趋于淡薄，更应该通过牵手这种相互支持和相互体恤的形式，增进夫妻情感，使夫妻之爱常新。如果夫妻牵手每日坚持不懈，那么即使相互间偶然发生些小矛盾，只要出门将手一牵，不需要做出任何解释，无须任何溢美的言语，矛盾顷刻便会冰消瓦解，真正可以做到夫妻没有隔夜之"仇"。情绪激动时牵手，可以避免恶性情绪刺激；失落寡欢时牵手，可以互相打气，彼此安慰。

4. 老年夫妻经常牵手互保安全

随着生活水平的提高，老年夫妻的户外行动日益频繁，如逛街、购物、健身、旅游、探亲、访友等。老年夫妻外出走路的形式，有的是并肩而行，有的是前后相随。外出过马路时牵手，可以给彼此安全感。老年人体质较弱，腿脚不便．两手相牵，互相支撑，有利安全；两人牵手而行，等于每人有了一根活手杖。老年人耳聋目花，反应迟钝，两手相牵，四目同视，视野扩大；过马路，避汽车，可以互相提醒，有利于防各种事故的发生。

5. 老年夫妻经常牵手增强机体免疫力

老夫妻心灵上的"牵手"与老俩口的健康关系更密切。心灵"牵手"的长寿原因是老俩口互敬互爱、同甘共苦，避免恶性情绪刺激，利于增强机体免疫力，延缓组织器官老化。而双方无微不至地照顾、关心对方的饮食起居，则有利于预防疾病。很多鲜活的事例已证实，第一个感知自己疾病的往往是细心的老伴。

夏日黄昏，老俩口牵手在草坪花丛间，注意力一下子从锅碗瓢勺的家务中解脱出来，对于患高血压、冠心病、糖尿病等老年人，无疑是一种很好的养生之道。

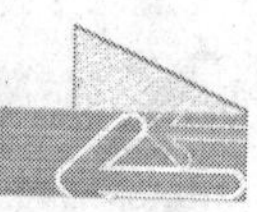

有人说:"良好的健康的夫妻关系是人生的宝贵财富,而这个财富又是当初你的智慧和眼光能决定的。"也有人说:"爱一个人:要道谢也要道歉,要支持而不是支配,要理解而不是误解,要包容而不是纵容,要倾诉而不是控诉,要浪漫而不是浪费,要随时牵手而不是随便分手! 以上能基本做到的才算是懂得怎么去爱一个人! 我们都在朝这个方向努力奋斗中! 只要彼此心中有爱。"

因此可以说,老夫妻常牵手是最佳的健康保险,更是实现长寿的重要保障。

二十四、老年人淡然对待子女"不买账"

当今,独生子女越来越多,孩子一出世,父母就对其宠爱有加。渐渐地,子女长大,成家立业了。这时,父母老了,发现有的子女不像以往那样敬重自己;有的不怎么听自己的话了;有的变得任性、自私,不懂得关心体谅自己了。一言以蔽之,子女对老人"不买账"了。面对这种情况,老人不要气恼,而要想得开,一方面找出自己做得不够的地方,另一方面要多体谅子女。

1. 面对子女的"瞧不起"不要过度伤感

通常,老年人在知识吸收上、运动体能的技巧上,都是赶不上青少年的。所以,我们经常听见孩子们抱怨父母"连这些也不懂",这令父母亲沮丧极了的话语。老年人年老体衰,思想观念老化,无法追赶潮流,就可能会被子女瞧不起。其实大可不必太在意子女对老人的指责,大多是表现关爱,老年人应该在指责中感受子女的关爱和尊敬。

2. 不要总为自己的后事担心

不少老年人时常感到自己时日不多，就为自己的后事做安排。殊不知，老担心后事，会给活着的人很大的压力。有位年轻的媳妇说过："我平时的工作非常忙碌，而公公婆婆又爱说些惹人讨嫌的话，比如坟墓如何安排之类的……"

如果是孝顺的子女，自然会尽心尽力为父母安排；如果是不孝顺的子女，总唠叨也不能让他们变得更孝顺。所以看开一点儿，人死如灯灭，对任何事情已经没有感觉了，子女们怎么安排自己的后事都随他们去吧。

3. 帮忙照顾孩子不是为了讨人情

照顾孙辈是项非常辛苦的工作，老年人却乐于照顾，是因为从照顾孙辈中得到了快乐。作为老年人，如果能从照顾孙辈中得到快乐，就好好享受这份天伦之乐吧！尽管辛苦、麻烦，也许年轻的一辈还不见得领情，老年人也要自我克制，不要抱怨连连。照顾孙辈是为了寻找快乐，不是为了得到年轻人的感激，如果想不明白，还是不要勉强自己帮忙照顾孩子了。

4. 爱子女不要指望回报

父母的爱是最珍贵的也是最无私的。当然也有一些"唯利是图"的父母，以爱为名紧紧拴住孩子。他们会一直教育孩子："看，父母这么辛苦养育你，你长大之后一定要好好孝顺我们啊！"这样的父母就如同投资商一样，把亲子关系等同于买卖上的金钱借贷关系，这样的父母绝对得不到晚辈的推崇和尊敬。

父母对子女难道都不该保留期盼回报的心意吗？当然不是，只不过父母不要认为一定要向孩子讨回昔日的付出，

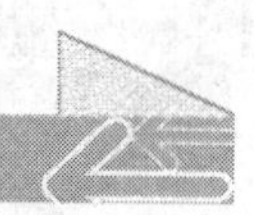

否则就应该先做自我检讨，因为这其实就是商场上的买卖交易模式。子女当然应该感激父母的养育之恩，但是遇上不够成熟、不买账的子女，父母得不到子女任何表示感激的响应，还是劝自己赶紧放弃期盼子女感恩的念头吧。

5. 不要干涉子女的生活

人到老年，子女也已经到了青壮年，老年人还是不要干涉他们的生活为好。子女的工作安排、生活起居，就不需要父母再给予注意、提醒和批评。他们犯错了，应由他们自己去负责，吃点苦受点累也是应该的。让他们学会承担后果，才会汲取教训，最终学会做人和做事的本领。在子女交友、决策或者是结婚、就业等关系命运的决定性时刻，也不要干涉，由子女自己决定。

6. 尽量做自己力所能及的事情

有些老年人觉得子女照顾自己是理所当然的事情，有时候明明自己有能力完成，却要找人代劳。可是年轻人有自己的工作和生活，老年人自己要掌握分寸。如果总是依赖他人，就会逐渐丧失掉自己的独立性。

7. 对子女也要表达感激

子女帮自己做事情，不要看成是理所当然的，应该适时地表达自己的感谢，这样平等和谐地相处，才不会招致年轻人的反感。

子女不买账，也不要一味地责备子女，应该先反躬自问，看看自己哪些地方做得不合适。人到老年，阅历丰富，心胸开阔，要对子女更宽容一些。

二十五、老年人永远保持心理年轻态

有些老人身体健康尚可，亦无重大疾病和体衰苍老征象，但是他们自感老态龙钟，体弱气微，精力不支，思维迟钝，老眼昏花，暮气沉沉，自认为成为社会上的“废物”和家庭的累赘。这在医学上叫“心理老化”。

人老了，不只是身体会衰老，心理也会出现各种各样的问题。因此，老年人如果想延缓衰老，必须先保持心理年轻，需要学会自我调节，虽身体不能再年轻，但心理却是想多年轻就多年轻。以下方法让老年人更显年轻。

1. 摘下成年人的面具

当老年人寻求一种快乐的人生时，有一种有效的办法，就是保持一颗年轻的心。从那些天真烂漫、无忧无虑的孩子身上受到启发，他们无须在种种成年人面具后面体验种种冲突；要和孩子一样，保持着一颗顺应自然的质朴之心，对待现实的心态更自在一些，轻松一些。

2. 拥有一颗年轻的心

在现实生活中，我们常常会发现一些被年轻人称之为“老爸”或“老妈”的人，他们很爱打扮、很活泼、很青春。如果有人猛地问及他们的年龄时，他们常常会把60说成50，把50说成40。这绝对不是一种有意的谎言，而是一种心理真实，一般人都把这种现象理解为当事人的羞涩。

他们常常在一些忘情的场合像年轻人一样，放声高歌，翩翩起舞；像一些年轻人一样，喜欢远足，喜欢集会，喜欢照相，喜欢时髦的发型、服装、手表、运动装，等等。甚至，在他

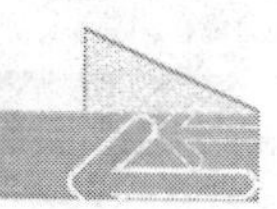

们的心中仍然燃烧着爱情之火。

3. 用童心滋养心理

身体的生长发育需要充足的营养，心理也同样需要童心的滋养，双管齐下，才能有效延缓衰老。英国研究人员对早衰者做过调查，发现其中约76%的人在生理衰老前出现过心理衰老，如暮气感、老朽感等。所谓“人有童心，一世年轻”，要想年轻，拥有一颗年轻的心至关重要。

4. 勇当“银发顽童”

在我们生活中可以见到不少充满活力的“老顽童”，他们虽已进入老年，银须白发，却童心未泯。他们诙谐幽默，乐观自在、嬉戏玩耍和青年及幼儿打闹逗趣，广交朋友，优哉乐哉，参与各项社会活动，保持青春活力，真是令年轻人都羡慕不已。欢乐的“老顽童”遍布国内外，他们是老年人中的佼佼者，享受着黄金般的年华。

5. 找一个“忘年交”朋友

老年人若要保持一颗年轻的心，不妨找一个“忘年交”。“忘年交”就是不分职业、辈分、性别而交的一个年轻朋友，可以和这样的朋友推心置腹，无话不谈。这种朋友有使老年人萌发童心的神奇功效。因为青年人有憧憬未来、奋发向上、朝气蓬勃、进取心强等特点。通过交往，对老年人有潜移默化的影响，使其产生愉快、轻松、充满希望的情绪。这种感觉十分有益于预防心理衰老。

6. 保持笑容，保持幻想

老年人如果笑容少了，那么应审视一下自己，是否对某些发生的事情看得过于认真了。其实，人们都有这样的体验，过了一段时间去回忆以前发生的不愉快的往事，似乎没有多少是值得自己铭记不忘的，所以对过去和现在，具有“一笑了之”的心态很重要。

对未知的人和事物保持幻想，不仅让我们体验到丰富多彩，妙趣横生的境界，幻想还会给我们带来激励，在生活中表现得富有创造精神，它是心理健康的一部分内容。

7. 承认现实，听其自然

老年人尽管有了一些能力去支配一些东西，也有了一些能力去改变一些环境，但不可能要求事事遂心。因此，老年人不必为偶然的冲动责备自己；相反，这证明自己是个率真的人。老年人常常教育孩子“别乱动”“小心点”，但要小心自己，可能正在对孩子灌输对未知世界的恐惧，同时正在夺去他们的好奇心。

要知道，年轻的心理年龄是最好，也是最经济的保健医生。心理年轻，人就年轻。

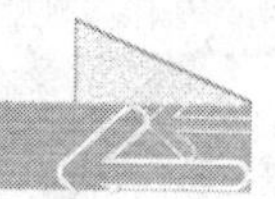

附　录

附录1　世界卫生组织制订的健康10条标准

(1)有充沛的精力,能从容不迫地担负日常生活和繁重的工作,而且不感到过分紧张疲劳;

(2)处事乐观,态度积极,乐于承担责任,事无大小,不挑剔;

(3)善于休息,睡眠好;

(4)应变能力强,能适应外界环境各种变化;

(5)能够抵抗一般性感冒和传染病;

(6)体重适当,身体匀称,站立时,头、肩、臂位置协调;

(7)眼睛明亮,反应敏捷,眼睑不易发炎;

(8)牙齿清洁,无龋齿,不疼痛,牙龈颜色正常,无出血现象;

(9)头发有光泽,无头屑;

(10)肌肉丰满,皮肤有弹性。

这10条标准具体地阐述了健康的定义,体现了健康所包含的体格方面、心理方面和社会方面的三个内容。首先阐明健康的目的,在于运用充沛的精力承担起社会任务,而对繁重的工作不感到过分的紧张和疲劳;第二,则强调心理健康,处处事事表现出乐观主义精神和对社会的责任感及积极的态度；第三，应该具有很强的应变能力，对外界环境（包括自然环境与社会环境）各种变化的适应能力，以保持同各种变化不断趋于平衡完美的状态；第四，又从能够明显表现体格康强的几个主要方面提出标准，诸如体重（适当的体重可表现出良好的合理的营养状态）、身材、眼睛、牙齿、肌肉等状态。

附录2　世界卫生组织制订的心理健康7条标准

第一，智慧良好。我们一般理解的智慧，多数指的是智力，并不是智慧。智慧是人对客观事物的认识能力和运用知识、经验、技能解决问题能力的综合。智慧良好综合体现在两个精神和四个能力。即科学精神、人文精神和发现问题的能力、认识问题的能力、分析问题的能力、解决问题的能力。

第二，善于协调与控制自己的情感。情感是人对客观事物认识的内心体验的外在反映。人的情感活动，要有倾向性，喜怒哀乐，要表现出来。一定要跟外界环境协调，心情要开朗，要乐观。

第三，具备良好的意志质量。意志就是为达到既定目标，主动克服困难的能力。一种良好的意志具备四个特点。一是目的性，目的要合理；二是要学会调整自己的期望值和一些心态；三是要培养自己的坚强性和自觉性；四是要培养自己的果断性和自制性。

第四，人际关系和谐。一是要有一个相对稳定的、相对广泛的人际交流圈；二是人际交流要独立思考，要保持一个

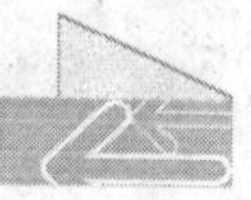

独立完整的人格，不要人云亦云，不要盲从；三是在人际交流当中要注意宽以待人；四是在人际交往中要积极主动，要坦诚。

第五，能动地适应和改造现实环境。适应社会是绝对的，改造社会是相对的，重点是适应。只有在适应的基础上才能局部地改造。

第六，要保证人格的完整和健康。人格是人在社会生活当中的总体心理倾向，体现在三个方面，一是构成要素要完整，不能有缺陷；二是人格的同一，不能混乱，生理上的我和心理上的我必须是一个人，不能分离；三是要有一个积极进取的人生观。

第七，心理年龄和生理年龄要适应。一个心理健康的人，其一般心理特点与所属年龄阶段的共同心理特征是大致相符的。这可从三个方面加以判断：一看心理活动与外界环境之间是否统一，他的言行有没有过于离奇和出格的地方；二看心理活动过程之间是否完整和协调，他的认识过程、情感体验、意志行为是否协调一致；三看心理活动本身是否统一，他的个性心理特征是否具有相对稳定性。生理发育超前，心理发育滞后或心理发育超前，生理发育滞后，那么应对社会生活变化的能力就差，就需要调整自己。